10 Minuten Qigong

Foen Tjoeng Lie

10 MINUTEN
QIGONG

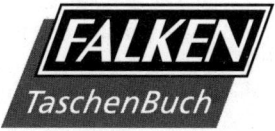

FALKEN
TaschenBuch

Von demselben Autor sind im FALKEN Verlag erschienen:
Tai-Ji-Quan (Nr. 0850)
10 Minuten T'ai Ch'i (Nr. 60340)
Sie sind überall dort erhältlich, wo es Bücher und Videos gibt.

Der Text dieses Buches entspricht den Regeln der neuen deutschen
Rechtschreibung.

Dieses Buch wurde auf chlorfrei gebleichtem
und säurefreiem Papier gedruckt.

Der Autor ist Ausbildungsleiter für Traditionelle Chinesische Medizin,
Qigong und T'ai Ch'i Chuan. Seine Kontaktadresse:
Kolibri-Seminare, Bartholomäusstr. 57 B, 22083 Hamburg.

Originalausgabe
ISBN 3 635 60392 9

© 1998 by FALKEN Verlag, 65527 Niedernhausen/Ts.

Umschlaggestaltung: Zembsch' Werkstatt, München
Gestaltung: Beate Müller-Behrens
Redaktion: Anja Schmidt, München/Sabine Weeke
Herstellung: Torsten Hellbusch
Titelbild und Fotos: Thomas Martial Arts Design, Hamburg
Zeichnungen: FALKEN Archiv, Niedernhausen/Felix Kofron
Satz: FALKEN Verlag, Niedernhausen/Ts.
Druck: Media-Print Informationstechnologie, Paderborn

Die Ratschläge in diesem Buch sind von Autor und Verlag sorgfältig erwogen und
geprüft, dennoch kann eine Garantie nicht übernommen werden. Eine Haftung
des Autors bzw. des Verlags und seiner Beauftragten für Personen-, Sach- und Ver-
mögensschäden ist ausgeschlossen.

817 2635 4453 6271

Inhalt

Vorwort

Ein Anliegen dieses Buches ist es, interessierte Leser und Leserinnen über die Hintergründe des Qigong zu informieren. Das Buch soll Menschen, die an ihrer Gesundheit interessiert sind, animieren, einige einfache Qigong-Übungen zu erlernen und zu praktizieren. Manchmal kann es schwierig sein, alles allein zu lernen. In diesem Fall kann die gemeinsame Arbeit in einer kleinen Gruppe mit Gleichgesinnten oder unter Anleitung eines Qigong-Kursleiters von Vorteil sein.

Zehn Minuten sind in der Tat wenig Zeit, um Qigong zu lernen. Aber steter Tropfen höhlt den Stein. Bei regelmäßiger Übung werden allmählich Fortschritte sichtbar. Diese Zeit ist eine gute Investition für die Gesundheit, sodass es möglich wird, jeden Tag etwas mehr Zeit auf das Üben zu verwenden.

Ich danke Katja Kellner für ihre Hilfe bei der Fertigstellung des Manuskripts und allen meinen Lehrerinnen und Lehrern, Kolleginnen und Kollegen sowie Schülerinnen und Schülern, die mich beim Qigong unterstützt und begleitet haben.

Was ist Qigong?

Qigong (gesprochen *tschi kung*) ist ein Sammelbegriff für verschiedene Arten von körperorientierten Übungen, die im Allgemeinen der Schulung des Körpers und des Geistes dienen. Qigong als Name dieser Übungsformen ist schon lange bekannt, wurde aber erst in den fünfziger Jahren populär. Früher waren sie auch unter Namen wie *Dao Yin* bzw. *Do-In* (führen und leiten), manchmal auch *Yang Sheng* (Leben pflegen) oder *Tu Na* (ein- und ausatmen) bekannt, um nur einige zu nennen.

Es gibt Qigong-Arten die im Liegen geübt werden, andere werden im Sitzen, Stehen, in Bewegung oder in Fortbewegung ausgeführt. In allen unterschiedlichen Formen wird ganz bewusst, konzentriert und meditativ geübt, häufig auch unter Einsatz bestimmter Atemtechniken. Diese Charakteristika und Methoden des Qigong werden in späteren Kapiteln besprochen.

Etymologisch können wir Qigong in engem Bezug zum Inhalt übersetzen als „Übungen und die Fertigkeit das (eigene) Qi zu bearbeiten". Die Bedeutung des Begriffs *Qi* ist im Chinesischen sehr vielfältig. Im Zusammenhang mit Qigong sollten wir es als „Lebenskraft" begreifen. Dies bezieht sich ebenso auf die funktionellen Aktivitäten der einzelnen Organe wie deren materielle Grundlagen (wie Nährstoffe, Sauerstoff, Enzyme, Hormone etc.). Diese beiden Aspekte des Qi können wir auch in dem chinesischen Zeichen des Wortes erkennen. Das Zeichen besteht aus zwei Teilen. Das eine bedeutet wörtlich „Dampf", was übersetzt werden kann mit Kraft, Energie. Das andere heißt „Getreidekörner", kann also als Nahrung im allgemeinen Sinne verstanden werden. Andererseits werden uns beim Qigong immer wieder weitere Bedeutungen des Begriffs Qi, wie „kosmische Energie" (Sonne, Mond, Erde, Luft), „Wetter", „Atmosphäre", „Stimmung", „Emotionen" etc. begegnen.

In der Traditionellen Chinesischen Medizin (TCM), so auch im Qigong, wird das menschliche Qi unterschieden in das angeborene bzw. das vorgeburtliche Qi und das erworbene bzw. nachgeburtliche Qi. Das angeborene Qi wird von beiden Elternteilen vererbt und daher auch übersetzt als das erbliche oder das ursprüngliche Qi (*Yuan-Qi*). Das Yuan-Qi legt beispielsweise die Anlagen für die Organe fest und bestimmt damit entscheidend mit, wie gesund und kräftig das Kind geboren wird. Nach Auffassung der TCM wird dieses ursprüngliche Qi nach der Geburt in den Nieren gespeichert. Die Nieren setzen es bei Bedarf frei, um in verschiedenen Lebensphasen Wachstum, Reifung und Fortpflanzung zu ermöglichen. Da den Nieren diese wichtige Aufgabe zukommt, wird in der TCM und im Qigong großer Wert darauf gelegt, die Nieren (also das Urogenitalsystem) zu stabilisieren und zu pflegen.

Nach der Geburt erhält der Mensch Sauerstoff durch die Atmung und Nährstoffe durch die Nahrungsaufnahme sowie die anschließende Verdauung in Verbindung mit den verschiedenen Stoffwechselfunktionen. Diese beiden Anteile werden zusammengeführt, um daraus bei Bedarf neue Stoffe herzustellen. Dieses neu zusammengesetzte Qi wird als essenzielles Qi (Zong-Qi) bezeichnet oder auch, unzutreffenderweise, als Atmungs-Qi. Das essenzielle Qi wird über das Meridiansystem (hier wird es als System des Blutkreislaufs begriffen) im ganzen Körper verteilt, um den verschiedenen Organen als materielle Grundlage für ihre Funktionen zur Verfügung zu stehen. Der Überschuss an essenziellem Qi wird den Nieren zugeführt, die es speichern, um den verbrauchten Teil des ursprünglichen Qi (siehe oben) zu ersetzen.

Im Qigong arbeiten wir unter anderem mit dem Körper (liegend, sitzend, stehend und bewegend), mit der Atmung (mittels unterschiedlicher Atemtechniken) und mit dem Geist (Konzentration, bewusste Führung, Vorstellung, Meditation). Je nach Übungsweise können wir mit verschiedenen Qigong-Übungen vielfältige Ziele erreichen: Entspannung, Ausgleich (Harmonisierung), Kräftigung bzw.

Mobilisierung (der Reserven). Die einzelnen Organe bzw. Funktionssysteme werden entlastet, stabilisiert und funktionstüchtig gehalten. Dadurch wird unser Organismus auf ganzheitliche Weise (Körper und Geist) vitalisiert und erreicht ein besseres Leistungsniveau sowie eine bessere Anpassungsfähigkeit an Veränderungen der Umweltbedingungen.

Durch die spezifische Vorgehensweise (siehe Seite 10 ff.) kann bei entsprechender Übungsdauer und -intensität mit dem Körper, der Atmung und dem Geist die Fähigkeit erlangt werden, bewusst mit dem eigenen Qi zu arbeiten und es willentlich zu steuern. So kann zum Beispiel das Qi mithilfe der Konzentration an eine Stelle des Körpers wie das *Dan Tian* im Bauch oder an einen Akupunkturpunkt gebracht werden, um eine Heilwirkung einzuleiten.

Mit der Fähigkeit, mit dem eigenen Qi zu arbeiten, wird nach chinesischer Vorstellung das Qi kultiviert. Die Chinesen sagen hierzu „das Qi pflegen". Der Verbrauch von *Yuan-* (ursprünglichem) *Qi* und *Zong-* (essenziellem) *Qi* wird auf das Nötigste reduziert und deren Einsatz optimiert. So ergibt sich ein qualitativ und quantitativ besserer Qi-Zustand als vorher.

Außer im Bereich der Gesundheit (wie Prophylaxe, Behandlung, Körperertüchtigung) kann Qigong aufgrund der unterschiedlichen Betonung innerhalb der genannten drei Aspekte (Körper, Atmung und Geist) auch als Meditation eingesetzt werden.

Charakteristika von Qigong

Unabhängig von Form und Schulrichtung ist ein wesentliches Charakteristikum des Qigong das bewusste Einnehmen der Körperhaltung im Liegen, Sitzen, Stehen und Gehen. Ebenso bewusst werden auch die Bewegungen ausgeführt. Es ist gleichgültig, ob die Übenden ruhig stehen oder sich bewegen – langsam oder schnell, sanft oder kraftvoll. Dem Zuschauer wird stets eine gewisse Ästhetik vermittelt.

Die chinesischen Qigong-Schulen beschreiben diese Charakteristika anhand folgender Merkmale:

- Ruhe und Gelassenheit
- Gleichmäßigkeit und Genauigkeit
- Stabilität und Zentriertheit
- Natürlichkeit und Harmonie

Qigong wird in Ruhe und ganz exakt praktiziert, unabhängig davon, ob mit oder ohne Bewegungen, langsam oder schnell geübt wird. Diese Ruhe und Genauigkeit sind besonders entscheidend dafür, ob die Übung richtig gemacht wird und die erwünschte Wirkung erzielt werden kann. Auch vor Beginn der Übung sollten Sie sich genug Zeit lassen, um die erforderliche Ausgangsposition korrekt einzunehmen. Ebenso sollten Sie sich die Zeit nehmen, die Übungen in Ruhe und bewusst zu beenden.

Jede Körperhaltung, auch im Liegen, soll richtig eingenommen werden, so, wie sie für die Übung erforderlich ist. Jede Handbewegung und jeder Schritt, auch sehr einfache, sollen möglichst genau ausgeführt werden. Sie sollten immer wissen, welche Körperhaltung oder Bewegung Sie gerade machen. Die Einzelheiten dieser Haltung und Bewegung müssen klar sein, damit sie genau ausgeführt werden können. Übende sollen keine überflüssige, das heißt für die Übung nicht relevante Bewegung machen oder Haltung einnehmen. Dabei wird nur so viel Kraft eingesetzt, wie für die Ausführung der jeweiligen Bewegung bzw. für das Bewahren der eingenommenen Körperhaltung gerade notwendig ist. Gleichzeitig soll die volle Aufmerksamkeit auf die Übung gerichtet sein, damit alle Einzelheiten der Übung in Ruhe, konzentriert und korrekt umgesetzt werden können.

Durch diese Vorgehensweise bekommen Sie einen stabilen und relativ entspannten Stand, der sich auch auf den Gang auswirkt. Die Bewegungen sehen dann nicht nur exakt aus, sondern vermitteln Ruhe, Gleichmäßigkeit und Harmonie. So gewinnen Sie allmählich an Gelassenheit und Natürlichkeit.

Neben den oben genannten Charakteristika, die zugleich auch eine bestimmte Vorgehensweise darstellen, erfordert Qigong weitere Übungskriterien, die für das Gelingen der Übung bedeutend sind. Die chinesischen Qigong-Schulen beschreiben diese als die drei Säulen des Qigong:

- Schulung des Körpers *(Tiao Shen)*
- Schulung der Atmung *(Tiao Xi)*
- Schulung des Geistes *(Tiao Xin)*

Schulung des Körpers

Welche Übung wir auch immer lernen und welche Methode wir jeweils vorwiegend benutzen, stets arbeiten wir mit dem eigenen Körper. Entscheidend ist daher, wie korrekt und wie gut wir mit unserem Körper arbeiten. Wichtig ist, dass wir ihn bewusst einsetzen und den jeweiligen Erfordernissen entsprechen können.

Als Erstes sollten wir im Stehen eine aufrechte und entspannte Haltung einnehmen. Die Wirbelsäule und den Kopf bringen wir in eine senkrechte Linie, ohne die natürlichen Kurven der Wirbelsäule allzu sehr zu verändern. Dabei wird das Kreuzbein senkrecht zum Boden gerichtet, indem wir das Becken leicht nach vorn kippen. Wichtig ist, dass die einzelnen Wirbel möglichst senkrecht übereinander stehen, um eine günstige Statik zu erreichen.

Der ganzen Körper wird entspannt, ohne die Haltung zu beeinträchtigen. Dabei hängen Schultern, Arme und Hände locker herab (also nicht die Schultern hochziehen!), die Hüfte wird gelockert und die Beine werden entspannt und ein wenig gebeugt, also nicht durchgestreckt.

Beim Liegen lassen wir den ganzen Körper auf den Boden fallen, um größtmögliche Entspannung zu erreichen. Der Boden trägt unser Körpergewicht. Im Sitzen verlagern wir das Gewicht hauptsächlich auf die Sitzfläche und verteilen es gleichmäßig auf beide Gesäßhälften, um bequem und stabil sitzen zu können. Beim Stehen (auf beiden Beinen) übertragen wir das gesamte Körpergewicht durch den Körper auf die Füße und verteilen es wiederum gleichmäßig, um stabil stehen zu können. Beim Gehen verlagern wir das ganze Körpergewicht auf den Fuß, auf dem wir gerade stehen, um sicher gehen zu können.

Nach Auffassung der chinesischen Qigong-Schulen ist diese aufrechte und entspannte Körperhaltung eine der wichtigsten Voraussetzungen dafür, dass unser Qi frei und geordnet in unserem Körper fließen kann. So kann unser Körper mit seinen vielfältigen Aktivitäten einwandfrei funktionieren. Außerdem verschafft diese Haltung eine gute Ausgangsposition für die Bewegungen und Fortbewegungen, die in den jeweiligen Qigong-Übungen vorgesehen sind.

Nach einer relativ kurzen Gewöhnungsphase können wir die Übung mit ihrer benötigten Dauer in dieser Haltung recht bequem und entspannt ohne Schwierigkeiten zu Ende führen. Auch können wir mithilfe dieser Entspanntheit in allen Übungen überflüssige (An-)Spannung abgeben und auf ökonomische Weise arbeiten. Dadurch erholen wir uns nicht nur effektiver, sondern bauen auch Stress besser ab, während wir gleichzeitig unsere Konzentration leichter mobilisieren.

Außerdem soll der Kraftaufwand dem erforderlichen Bedarf ganz exakt angepasst werden – oft unter Einsatz von Konzentration und bewusster Führung sowie Vorstellungskraft (siehe unten) wird als *Jing*-Kraft bezeichnet. Die *Jing*-Kraft ist, soweit sie eingesetzt wird, bei Qigong-Übungen besonders wichtig, um die erwünschten Wirkungen zu erzielen. Wird es nicht anders gewünscht, sollen die Übungen mit dem geringsten Kraftaufwand ausgeführt werden. Bei manchen Übungen wird hingegen verlangt, die Bewegungen unter höchster Anspannung auszuführen. In diesem Fall soll selbstverständlich die maximal mobilisierbare Kraft eingesetzt werden.

Schulung der Atmung

Die Atmung spielt im Qigong eine wichtige Rolle. Dabei wird eine bestimmte Atemtechnik eingesetzt, um die Übungen richtig durchzuführen bzw. zu erleichtern und um die erwünschte Wirkung zu ermöglichen oder zu verstärken. Die Auswahl der jeweils eingesetzten Atemtechnik hängt unter anderem von den Übungszielen ab. Der Umgang mit der Atmung ist recht pragmatisch und flexibel. Wenn zum Beispiel der vorgesehene Atemzyklus kürzer dauert als die auszuführende Bewegung, dann können wir in diesem Fall zwischendurch einen Atemzug einfügen oder die Bewegung etwas zügiger machen. Im Allgemeinen wird der Atem nicht angehalten, außer wenn dies ausdrücklich verlangt wird. Wichtig ist, dass wir bei der Gestaltung unserer Atmung auch unsere momentanen Fähigkeiten und Belastbarkeit berücksichtigen und uns nicht überfordern.

Bei Übungen im Stehen atmen wir bewusst aus, um die erwünschte Entspanntheit im Rumpf sowie in den Armen und Beinen zu erhalten, wenn die erforderliche Körperhaltung eingenommen wurde. Wir atmen bewusst ein, wenn wir zum Beispiel unsere Wirbelsäule aufrichten wollen.

Während der Bewegungen atmen wir in der Regel aus, wenn wir unseren Körper senken und die Beine beugen oder wenn wir die Arme nach unten, vom Körper weg oder zueinander führen. Wir atmen auch aus, wenn wir das Körpergewicht von einem auf den anderen Fuß verlagern. Wenn wir einen Körperteil strecken, versuchen wir dabei ebenfalls auszuatmen, denn so können wir den Körper besser entspannen und dehnen. Wir atmen ein, wenn wir aufstehen und die Beine strecken oder wenn wir die Arme nach oben, an den Körper heran oder auseinander führen. Ebenso atmen wir ein, wenn wir einen Schritt machen.

Bei vielen Qigong-Übungen, die Erholung, Regulierung und Harmonisierung zum Ziel haben, wird meist nicht analog zu einer Bewegung ein- und ausgeatmet. In diesem Fall soll die Atmung hauptsächlich für eine möglichst große Entspanntheit und innere Ruhe sorgen und ferner gewährleisten, dass die Übung einwandfrei und ohne Anstrengung zu Ende geführt werden kann.

Hierbei ist es sekundär, ob wir überwiegend mit dem Brustkorb atmen oder in den Bauch. Wichtig ist, dass die Atmung ganz natürlich geschieht, ohne sie zu forcieren. Wir achten darauf, dass wir ruhig und langsam atmen, ohne die Atemzüge absichtlich zu verlängern. Wir sollten dafür sorgen, dass die Atmung gleichmäßig bleibt. Das heißt wir beginnen und unterbrechen nicht plötzlich, atmen nicht stockend und nicht kräftig ein oder aus. Die Atmung kann auf diese Weise von allein und ohne Anstrengung etwas tiefer werden.

Diese natürliche, ruhige und gleichmäßige Atmung hilft uns, loszulassen und innerlich ruhig zu werden. Wir können überflüssige Anspannung gezielt abbauen und uns selbst entlasten. Die Atmung hat außerdem eine beruhigende und ausgleichende Wirkung auf unser vegetatives und zentrales Nervensystem. Körper und Geist können sich so effektiv erholen.

Bei manchen Qigong-Übungen wird auch die Bauch- bzw. Zwerchfellatmung verlangt. Dabei wird das Zwerchfell beim Einatmen in den Bauch hinabgesenkt und beim Ausatmen zurück zum Brustkorb gebracht. So kann das Atemvolumen vergrößert und die Atemfrequenz reduziert werden und damit entsteht durch die Bewegungen des Zwerchfells eine größere Druckdifferenz im Bauchraum. Bei einigen Qigong-Übungen wird empfohlen, beim Einatmen den Bauch einzuziehen und beim Ausatmen herauszuwölben. Es wird angenommen, dass so die Wirkung auf die Organe und auf das *Dan Tian* im Bauch verstärkt werden kann.

Nach Meinung der chinesischen Qigong-Schulen ermöglichen diese Druckschwankungen im Bauchraum eine bessere Blutzirkulation in den verschiedenen Bauch-Organen, wodurch diese besser mit Sauerstoff und Nährstoffen versorgt werden. Zusammen mit der Massagewirkung durch die Zwerchfellbewegungen erhalten die Organe im Bauch dann eine gute Basis für eine verbesserte Funktionsfähig-

keit. Ähnlich wie die oben darge-
stellte natürliche Atmung hat diese Atemtechnik auf unser Nervensystem eine beruhigende und
zusätzlich stabilisierende Wirkung. Dies alles führt unter anderem auch zu einer allgemeinen
Verbesserung unserer Vitalität.
Die chinesischen Qigong-Schulen bezeichnen „das als das Qi
vermehren bzw. verstärken".
Diese Atemtechnik hilft Qi-
gong-Übenden auch, einen bes-
seren gefühlsmäßigen Bezug zum
unteren *Dan Tian* im Bauch herzustellen. Dadurch wird die geistige Konzentration im Bauch-*Dan
Tian*, die in vielen Qigong-Übungen verlangt wird, vereinfacht.

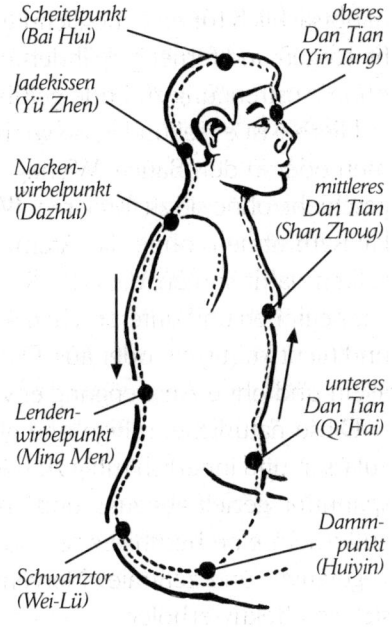

Der kleine Kreislauf

Neben diesen beiden sehr ver-
breiteten werden im Qigong noch weitere Atemtechniken eingesetzt.
Eine davon ist die Intervall-Atmung. Dabei wird nach einem Atemzug, meist nach der Ausatmung, eine kurze Pause von einigen Sekunden gemacht. Es ist hierbei nicht entscheidend, ob Brust- oder
Bauchatmung benutzt wird. Diese Art der Atmung erinnerte chinesische Qigong-Praktiker an eine Wasserschildkröte, die nach einer
Weile auftaucht, um zu atmen. Daher wird sie Schildkröten-Atmung
genannt.

Bei einigen Übungen wird die Atempause nach der Einatmung gemacht. Dies ist relativ schwierig. Daher wird diese zweite Variation
der Intervall-Atmung erst bei Übenden empfohlen, die sich ausreichend mit den diversen Atemtechniken vertraut gemacht haben und
eine gewisse körperliche Stabilität mitbringen.

15

Diese besondere Atemtechnik ist im Allgemeinen belastend für den Körper (Kreislauf und vegetative Funktionen) und anstrengend für die Atmung selbst. Doch durch dieses gezielte Training können wir unter anderem die Atemfrequenz reduzieren und den Sauerstoff wirtschaftlicher verbrauchen. So gehen chinesische Qigong-Praktiker davon aus, dass diese Technik vitalisierende und lebensverlängernde Wirkungen hat.

Eine weitere Atemtechnik im Qigong wird embryonale Atmung genannt. Bei dieser Technik atmet der Übende bewusst sehr langsam, ohne jedoch eine Pause einzulegen. Dabei bewegt sich der Körper nur wenig, sodass die Atembewegungen kaum wahrzunehmen sind. Chinesische Qigong-Praktiker glauben, so würde das Kind im Mutterleib atmen. Ähnlich wie die Intervall-Atmung ist diese Atemtechnik relativ anspruchsvoll. Daher ist auch sie nur für fortgeschrittene Qigong-Praktiker geeignet.

Ziel dieser Atemtechnik ist es, mithilfe der Atemreduzierung das eigene Qi (Sauerstoff und Nährstoffe) zu schonen. Ähnlich wie beim Winterschlaf der Tiere hat dies einen energiesparenden Effekt und bringt damit Vorteile für die Gesundheit und ein langes Leben.

Unabhängig davon, welche Atemtechnik wir erlernen, sollten wir stets unsere momentanen Fähigkeiten sowie unsere unterschiedliche Belastbarkeit berücksichtigen. Zunächst sollte die Atemtechnik methodisch richtig erlernt werden, ohne sofort die erwünschte Tiefe und Dauer zu erzwingen. Tiefer und länger atmen zu können, sollte als Endziel angesehen werden, das wir nicht gleich zu Beginn des Qigong-Übens erreichen müssen. Auch wenn die erlernte Atemtechnik relativ einfach ist, ist sie in der Regel neu für uns. Wir sollten uns selbst genügend Zeit zugestehen, mit dieser neuen Technik wachsen und reifen zu können. So wird uns die neue Atemtechnik, wie schwer sie uns zunächst auch fallen mag, allmählich vertraut und es wird leichter, damit zu arbeiten.

Die Erfahrung hat gezeigt, dass es für Übende günstiger ist, sich zuerst mit einer einfacheren Atemtechnik vertraut zu machen, bevor sie eine schwierigere erlernen. Gerade wenn wir eine neue Übung aufnehmen, müssen wir in der Regel unterschiedliche Aufgaben bewältigen und sie miteinander koordinieren. Wegen dieser Komplexität sollten wir versuchen, Schritt für Schritt zu lernen und zu üben. Dies gilt selbstverständlich auch für die Atemtechniken.

Schulung des Geistes

Bei allen Qigong-Übungen, ob liegend, sitzend, stehend oder gehend ausgeführt, ob in Ruhe oder in Bewegung, sollten wir immer von Anfang bis Ende geistig präsent sein, die Übung also bewusst beginnen, ausführen und abschließen. Je nach Methode und erwünschter Wirkung wird die geistige Arbeit sehr unterschiedlich aber gezielt eingesetzt. In der chinesischen Sprache wird hierfür das Wort Yi bzw. auch Yi Nian benutzt. Es bedeutet nicht nur Geist bzw. Bewusstsein, sondern beinhaltet weitere Bedeutungen wie Gedankengang, Willenskraft, Achtsamkeit, geistige Präsenz, Konzentration, Erinnerung und Vorstellungskraft.

Wie oben beschrieben (siehe „Schulung des Körpers") sollten wir im Qigong die Körperhaltung korrekt einnehmen und die Bewegungen exakt ausführen. Ferner sollten wir die ausgewählte Atemtechnik in Übereinstimmung mit der Körperhaltung und mit den Bewegungen einsetzen (siehe „Schulung der Atmung"). Bei den meisten Qigong-Übungen im Liegen und Sitzen und auch bei manchen im Stehen und Gehen sollten wir unsere Aufmerksamkeit im Dan Tian im Bauch oder in einem anderen Körperteil konzentrieren. Zugleich sollten wir Haltung und Bewegungen möglichst genau einhalten. Bei manchen Qigong-Übungen müssen wir dabei unsere Vorstellungskraft einsetzen, damit Haltung und Bewegungen an Ausdruck und Sinn gewinnen.

Dies setzt voraus, dass jeder Teil der Übung – Haltung, Bewegungen und Atmung – sehr genau beachtet und umgesetzt werden. Das hohe Maß an Präzision und Koordination verlangt von uns enorme Konzentration. Die chinesischen Qigong-Schulen sprechen hierbei davon, dass das *Yi* den Körper führt und die Gestaltung des Körpers (Haltung und Bewegungen) ermöglicht.

Diese drei wichtigen Aspekte, die als die drei Säulen des Qigong bezeichnet werden, beeinflussen einander und sind eigentlich nicht voneinander zu trennen. Wenn wir zum Beispiel den Rumpf nicht entspannt aufrichten und die Schulter nicht entspannt hängen lassen, wird die steife Haltung der Schultern und des Brustkorbs die Atmung erschweren oder gar behindern. Wenn wir die Atmung nicht auf natürliche Weise (ohne Zwang) und ruhig gestalten können, können wir innerlich nicht ruhig werden und uns nicht geistig konzentrieren. Wenn unser Geist unruhig oder nicht konzentriert ist, können wir die erwünschte Körperhaltung und exakte Bewegung nicht ausführen. Die Vernachlässigung eines dieser drei Aspekte führt also zwangsläufig zu einer Beeinträchtigung der anderen.

Daher sollten wir alle drei Aspekte – Körper, Atmung und Geist – aufmerksam beachten. Nur so können wir die Qigong-Übung einwandfrei praktizieren und die gewünschten Wirkungen erzielen.

Qigong-Schulen

Wie verschiedene Quellen belegen, wird Qigong in China seit 2000 bis 3000 Jahren praktiziert. Die Tierübungen (*Wu Qin Xi* – Anlehnung an Tierbewegungen) und die Brokatübungen (*Ba Duan Jing*) gehören dabei zu den ältesten bekannten Übungen. Es gibt annähernd 1600 verschiedene Qigong-Übungen bzw. -Übungsreihen, die in China praktiziert werden. Die meisten dieser Übungen haben eine jahrhundertealte Tradition, wie historische Aufzeichnungen, die bei archäologischen Ausgrabungen gefunden wurden, beweisen. Nicht wenige der Übungen sind jedoch erst in den fünfziger Jahren dieses Jahrhunderts kreiert bzw. aus den bekannten Elementen neu komponiert worden, ohne dass sie weniger wirksam wären als die traditionellen Übungen.

Die Bekanntheit und Verbreitungsgebiete der Qigong-Übungen sind sehr unterschiedlich. Manche werden nur von wenigen Eingeweihten praktiziert oder nur innerhalb einer Familie oder Gemeinschaft weitergegeben, wodurch sie relativ unbekannt und nur in einigen Ortschaften verbreitet sind. Andere wiederum werden öffentlich unterrichtet und sind jedem Interessenten zugänglich. Daher haben sie eine große Anhängerschaft und natürlich eine weitaus größere Verbreitung.

Die Übungen werden im Liegen, im Sitzen, im Stehen oder im Gehen ausgeführt. Manche Übungen werden in Ruhe, ohne oder nur mit geringem Bewegungsanteil praktiziert, andere aber mit viel Bewegung oder auch in Fortbewegung. Viele der Übungen werden ganz sanft ausgeführt, manche aber mit deutlichem Krafteinsatz. In manchen Übungen wird eine bestimmte Atemtechnik eingesetzt, manche arbeiten vermehrt mit Konzentration oder Vorstellungskraft.

In China wird Qigong wie folgt unterteilt:

● nach dem Erscheinungsbild in *Nei Gong* (inneres Qigong) und *Wai Gong* (äußeres Qigong). *Nei Gong* wird auch *Jing Gong* (Übungen in Ruhe) genannt, denn die Übungen werden meist in Ruhe, ohne bzw. mit nur geringer Bewegung, mit Betonung auf die innere Arbeit (wie Atmungssteuerung, Konzentration, Vorstellungen bzw. Affirmationen sowie Meditation) ausgeführt. Im *Wai Gong* werden die Übungen meist in Bewegung mit Betonung der körperlichen Schulung ausgeführt. Daher wird es auch *Dong Gong* (Übung mit Bewegungen) genannt.

● nach der Methode der inneren Arbeit in *Jing Zuo Pai* (die Schule der Stille), die die innere Stille als höchstes Gebot der inneren Arbeit ansieht und betont; *Tu Nai Pai* (die Schule der bewussten Atemführung), die unterschiedliche Atemtechniken einsetzt und das Beherrschen der Atmung in den Vordergrund stellt; und *Lian Dan Pai* (die Schule der inneren Alchemie), die die Willenssteuerung und Qi-Regulierung bzw. -Kultivierung als wichtigste Aufgabe hervorhebt. Der Vollständigkeit halber muss hier auch *Wai Dan Pai* genannt werden, das die körperliche Übung einsetzt, um das Qi im Körperinneren zu kultivieren. Im Prinzip ähnelt diese Methode dem *Wai Gong* bzw. *Dong Gong* (siehe oben).

● nach der Herkunft bzw. dem Einsatzbereich in *Ru Jia* (konfuzianische Schule), *Dao Jia* (daoistische Schule), *Fo Jia* (buddhistische Schule), *Wu Jia* (Schule der Selbstverteidigungskünste, auch *Wu Shu Qigong* genannt) und *Yi Jia* (medizinische Schule, auch *Yu Xue Qigong* genannt).

In der konfuzianischen Schule werden viele Übungen mit zeremoniellem Anteil gepflegt. Für diese Schule ist es wichtig, die Standortbestimmung innerhalb der Gesellschaft (Hierarchie, Ehren und Dienen) und des Kosmos (Fügung innerhalb der Dreiheit zwischen Himmel, Erde und Mensch) zu beachten und sich entsprechend zu verhalten, damit das eigene Qi gemäß dieser Ordnungsprinzipien einwandfrei fließen und funktionieren kann. Die daoistische Schule legt besonderen Wert auf das Ziel, mit sich selbst und der Natur in harmonischem Einklang zu stehen. Von den Anhängern dieser Schule wird der natürliche Lauf der Dinge beachtet und sie trachten danach, nicht gegen die natürlichen Gesetzmäßigkeiten zu handeln. Bei den Übungen werden die inneren Aufgaben wie innere Stille und innere Alchemie betont. Da diese Schule die Sexualität als natürliches menschliches Bedürfnis akzeptiert und sie als einen der vielen möglichen Wege der Kontemplation betrachtet, wurden hierfür sexuelle Techniken (im Sinne von Tantra) praktiziert. Später kamen auch Kampfkunsttechniken und Übungen für die körperliche Ertüchtigung hinzu.

Durch den indischen Einfluss pflegt die buddhistische Schule das Studium der Sutren (heilige Bücher) und praktiziert den *Dharma* neben Meditationsübungen wie Zazen (buddhistische Sitzmeditation) sowie yogaähnlichen Übungen. Die buddhistischen Mönche entwickelten weiterhin Übungen zur Körperertüchtigung sowie Kampfkunsttechniken, um sich selbst und die Tempelanlage gegen Räuber verteidigen zu können, ähnlich wie es die daoistischen Priester machten.

Die Übungen der vielen Schulen der Selbstverteidigungskünste verfolgen das Ziel, den Körper so zu trainieren, dass eine enorme Stabilität und Geschicklichkeit erreicht wird. Größtmögliche Unverletzbarkeit und maximale Konzentrations- und Reaktionsfähigkeit im Sinne des Vorhersehens eines Angriffs, sind letztlich auch der Sinn der Übungen. Körperliche Schwäche soll ausgeglichen und die Stärke hervorgebracht werden, um sich effizient verteidigen und gegebenenfalls den Gegner besiegen zu können. Dementsprechend sind die Qigong-Übungen dieser Schule kraft- und konzentrationsbetont. Aufgrund ähnlicher Zielsetzung in diesem Bereich haben die daoistische und buddhistische Schule starken Einfluss auf die Entwicklung der Schule der Selbstverteidigungskünste genommen.

Die medizinische Schule ist pragmatisch orientiert und verfolgt das Ziel, die Gesundheit zu fördern sowie Krankheiten vorzubeugen und zu behandeln. Da die Ursachen der Krankheitsentstehung und die Beschwerdebilder bei Gesundheitsstörungen recht unterschiedlich sind, ergeben sich hier logischerweise auch sehr unterschiedliche Übungsarten, die Entspannung, Harmonisierung und Stabilisierung des Körpers und des Geistes, Steigerung der Beweglichkeit, Verbesserung der Organfunktionen sowie die Stärkung der Abwehrkräfte zum Ziel haben können. Hier wurden viele Übungen aus der Schule der Selbstverteidigungskünste und auch einige meditative Übungen aus der daoistischen und der buddhistischen Schule übernommen und teilweise modifiziert.

Ferner wird außerdem nach dem verwendeten Krafteinsatz in *Rou Gong* (weiches Qigong) und *Ying Gong* (hartes Qigong) unterschieden. Bei dem weichen Qigong werden besonders Entspannung (ohne dabei schlaff zu werden) und der Einsatz von sanfter *Jing*-Kraft beachtet. Die sanfte *Jing*-Kraft wird in der Regel durch minimalen Muskeleinsatz – nicht mehr als für die Ausführung einer Bewegung oder Körperhaltung gerade notwendig ist – und durch bewusste Führung sowie Vorstellungskraft hervorgerufen. Daher werden diese Übungen relativ weich und nur mit geringer Muskelkraft ausgeführt. Ziel ist es, Körper und Geist zu entspannen und zu harmonisieren, um einen Erholungseffekt zu erreichen.

Im harten Qigong werden Übungen im Stehen und in Bewegung bevorzugt. Sie werden unter Anwendung von starker *Jing*-Kraft durchgeführt, wobei die gesamte Muskelkraft eingesetzt wird. Natürlich spielen Konzentration, bewusste Führung und die besondere Atemtechnik eine weitere wichtige Rolle. Ziel ist unter anderem, den Körper und den Geist zu stabilisieren, um das eigene Qi zu stärken bzw. zu vermehren und die Belastbarkeit zu fördern. Da dieses Qi-gong unter Einsatz von starker Willens- und Muskelkraft geübt wird, kann das eigene Qi willentlich gesteuert und der Körper abgehärtet werden. Viele spektakuläre Qigong-Demonstrationen werden durch den Einsatz von hartem Qigong möglich. Sicherlich tragen auch körperliche Geschicklichkeit, technische Fertigkeiten und die Ausnutzung der physikalischen Gesetze zum Gelingen dieser Demonstrationen bei.

Wie wirkt Qigong?

Die Erfahrung jahrhundertelanger Praxis in China hat gezeigt, dass Qigong ganzheitlich auf Körper und Geist wirkt. Der Körper wird stabilisiert und mobilisiert, der Geist wird wach und agil. Potenzielle Fähigkeiten und Kraftreserven werden durch Qigong verbessert und lassen sich leichter aktivieren.

Die Muskeln werden zunehmend elastischer und kräftiger, die Wirbelsäule und die Gelenke beweglicher und flexibler. So gewinnt der Stand an Sicherheit und die Bewegung an Genauigkeit. Qigong reguliert die inneren Organe und verschiedenen Funktionssysteme, die dadurch angeregt werden und ihre Arbeit effizienter ausführen können.

Durch Qigong verbessert sich die Konzentration und die Koordination der Bewegungen. Gedankengänge werden klarer, die geistige Leistungsfähigkeit nimmt zu. Außerdem unterstützt uns Qigong dabei, innerlich ruhig zu werden.

Nach chinesischer Lehrmeinung übt Qigong, bedingt durch seinen Charakter und die Übungskriterien (siehe Seite 9 ff.), folgende Wirkungen aus:

Im Qigong wird versucht, nur die Teile des Körpers zu beanspruchen, die für die Gestaltung der Haltung und Bewegung benötigt werden. Mit Ausnahme der kraftbetonten Übungen und im harten Qigong, wo die maximal mobilisierbare Kraft gewollt ist, setzen wir bei den meisten Übungen nur so viel Kraft ein, wie für die Ausführung der jeweiligen Übung notwendig ist. Dadurch ist es möglich, auch bei bewusster Arbeit mit dem Körper gut loszulassen. Diese gezielte Entspannung kann dazu beitragen, sich geistig und körperlich zu erholen und zu regenerieren.

Diese ökonomische Arbeitsweise mit dem Körper und das harmonische Zusammenwirken aller Körperteile ermöglichen es uns, bei relativ geringem Aufwand für die gleiche Tätigkeit bis zu 20 Prozent weniger Energie zu verbrauchen als vor dem Training mit Qigong. Durch den erreichten Spareffekt können wir Energie für andere Aufgaben ansammeln. Diese positive Wirkung des Qigong ist wesentlich für Menschen mit schlechtem Allgemeinzustand und zehrenden chronischen Erkrankungen.

Der gezielte Einsatz der Muskeln mit dosiertem Kraftaufwand kann den Tonus der Muskulatur regulieren und so ihre Elastizität begünstigen. Der Körper wird stabiler und beweglicher. Die Aufrichtung der Wirbelsäule und die exakte Arbeit mit dem Gewicht erleichtern es uns, einen stabilen Stand und sicheres Gleichgewicht zu erhalten oder zu bewahren. Im Zusammenhang mit der oben erwähnten Entspanntheit, Wirtschaftlichkeit und körperlichen Harmonie bekommen wir durch Qigong die Möglichkeit, die körperliche Zentriertheit zu erhalten, Fehlhaltungen zu korrigieren und die Beweglichkeit zu trainieren.

Die physiologisch günstige Haltung und die oben erwähnte Weise, die Muskeln einzusetzen, üben über die Nerven des Rückenmarks einen positiven Einfluss auf alle inneren Organe aus. Die chinesische Medizin spricht von der Wechselwirkung zwischen Körperhülle und Körperinnerem durch das Meridiansystem. Die inneren Organe werden funktionell reguliert und dadurch leistungsfähiger. Man spricht auch von einem ordnungsgemäßen Funktionsablauf bzw. von einer einwandfreien Qi-Zirkulation. Diese positive Wirkung wird weiterhin durch die für das Qigong typische Atmung verstärkt.

Die gezielte Arbeit mit den Muskeln, die exakte Ausführung der Bewegungen, das erwünschte Gleichgewicht und das gezielte Anspannen und Entspannen schulen in einem hohen Maß die Konzentration und Koordination. Sie begünstigen ferner auch unsere körperliche und geistige Wachsamkeit, Flexibilität und Reaktionsfähigkeit.

Die Atmung geschieht im Qigong ganz bewusst. Zugleich werden Atemfrequenz und Tiefe angepasst an unsere momentanen Fähigkeiten. In der Regel versuchen wir ruhig, gleichmäßig und natürlich zu atmen, unabhängig von der angewandten Atemtechnik. Die Atmung beruhigt Körper und Geist ganzheitlich. Somit werden die Funktionsaktivitäten der inneren Organe auch auf diese Weise reguliert und stabilisiert. Sogar die Großhirnrinde wird durch diese bewusste Atemführung beruhigt. So wird verständlich, warum Qigong auch psychisch zu beruhigen vermag.

Die natürliche, tiefe Atmung (insbesondere die Zwerchfell- bzw. Bauchatmung) ruft durch die Zwerchfellbewegungen und die Druckschwankungen im Bauchraum eine Massagewirkung auf die inneren Organe und eine verbesserte Durchblutung hervor. Dadurch werden die Magen-Darm-Bewegungen (Peristaltik) gefördert und die inneren Organe im Bauch besser durchblutet. So erhalten sie nicht nur ein vermehrtes Angebot an Nährstoffen aus dem Blut, sondern können Abfallprodukte aus dem Stoffwechsel besser abgeben. Dies begünstigt wiederum die Funktionsfähigkeit und Belastbarkeit der inneren Organe des Bauches. Das ist ein weiterer Grund, warum Qigong uns mehr Kraft im Sinne einer Qi-Vermehrung verleihen kann.

Wie in vorangehenden Kapiteln bereits dargestellt wurde, sollen Körperhaltung, Bewegung und Atmung ganz bewusst gestaltet und ausgeführt werden. Neben Konzentration und Koordination arbeiten wir im Qigong häufig auch mit der Imagination – wie zum Beispiel „zu stehen wie ein Baum", etwas vom Körper wegschieben, etwas in sich aufnehmen etc. Indem den Bewegungen eine Bedeutung gegeben wird, wird der Körperhaltung und den Bewegungen zusätzlich Ausdruck verliehen. Im Sinne von Affirmationen werden positive Gedanken auf Körper und Geist übertragen. Diese förderlichen Wirkungen können wir bei Bedarf gezielt zu einzelnen Organen oder Körperpartien hinleiten, um Funktionsstörungen oder Beschwerden zu behandeln.

Die verbesserte Funktionsfähigkeit des Organismus durch Qigong ermöglicht uns eine bessere Anpassung an veränderte Umweltbedingungen und eine höhere Belastbarkeit gegenüber den großen Anforderungen des Alltags. Wir werden weniger krankheitsanfällig und können im Falle einer Erkrankung unsere Abwehrkraft effizient mobilisieren und verstärkt einsetzen.

Möglichkeiten und Grenzen des Qigong

Die Erfahrungen haben gezeigt, dass Qigong hervorragend geeignet ist, unsere Konstitution und Kondition aufzubauen. Nach bisherigen Beobachtungen in China kann Qigong unsere Regulations- bzw. Anpassungsfähigkeit und Selbstheilungskraft mobilisieren und verstärken. Daher lassen sich viele Funktionsstörungen der inneren Organe, psychosomatische Beschwerden sowie konstitutionelle Erkrankungen und Beeinträchtigungen des Bewegungsapparates durch Qigong behandeln bzw. vorbeugen. Bei manchen Stoffwechselerkrankungen wie beispielsweise erhöhtem Blutzuckerspiegel, kann Qigong bei regelmäßigem Einsatz ebenfalls einen positiven Einfluss ausüben.

Aufgrund dieser Wirkungen kann Qigong auch bei vielen schweren und chronischen Erkrankungen als begleitende Maßnahme eingesetzt werden. In diesem Fall sollte der behandelnde Arzt informiert und sein Rat eingeholt werden.

Auch wenn Qigong längerfristig unsere Abwehrfunktionen verbessern kann, eignet es sich nicht zur Behandlung von akuten Infektionen. Qigong kann zwar psychisch aufhellen, kann aber eine Psychose nicht allein erfolgreich behandeln. Wir müssen auch prüfen, ob die besondere Körperhaltung im Qigong bei manchen Beschwerden im Bereich des Bewegungsapparates geeignet ist. Gegebenenfalls muss die Haltung modifiziert werden. Im Zweifelsfall sollten kompetente Fachleute wie Orthopäden, Physiotherapeuten, Sportmediziner oder erfahrene Qigong-Lehrer konsultiert werden.

Wie wird geübt?

In den vorangehenden Kapiteln wurden bereits die Charakteristika und die Wirkungen des Qigong vorgestellt (siehe Seiten 9 ff., 24 ff.). Um diese erwünschten Wirkungen zu erzielen, muss Qigong richtig ausgeübt werden. Daher ist es wichtig, sich eine entsprechende Vorgehensweise anzueignen.

● Mobilisieren Sie Ihre gesamte Aufmerksamkeit und konzentrieren Sie sich ganz auf die Übung. Nur so können Sie Qigong-Übungen korrekt ausführen. Bereits vor der Übung bereiten wir uns innerlich vor und stellen uns auf die Übung ein. Dafür sollten wir uns genug Zeit nehmen, um in Ruhe üben zu können. Die Übung wird dann ganz bewusst beendet, um wieder komplett wach zu werden. Nach Beendigung einer Übung sollten Sie noch etwas Zeit einplanen, um die Nachwirkungen genießen zu können.

● Sie sollten jede Einzelheit der Übung ganz exakt und bewusst ausführen. Die Koordination zwischen den verschiedenen Körperteilen soll dabei möglichst übereinstimmen, ebenso zwischen Atmung und Bewegung und zwischen Geist und Körper. Es ist wichtig, sich selbst ganz genau zu beobachten und in sich hineinzuspüren, um eventuelle Unstimmigkeiten oder Fehler zu bemerken und dann zu korrigieren.

● Die eigenen Stärken und Schwächen oder Handicaps sollten wir genau kennen und akzeptieren und versuchen, damit zu arbeiten. Setzen Sie dabei die eigenen Fähigkeiten bewusst ein und üben Sie geduldig so, wie es Ihnen im Moment möglich ist.

● Erlernen Sie die Übung Schritt für Schritt. Bevor Sie etwas Neues dazulernen, sollten Sie das Gelernte zunächst ausreichend bearbeitet haben. Für die eigene Entwicklung sollten wir uns immer ausreichend Geduld und Zeit geben. Besonders am Anfang ist eine gewisse Ausdauer wichtig, um die erwünschte Entwicklung und Reifung zu ermöglichen.

Diese Vorgehensweise sollte besonders beachtet werden, wenn wir etwas ganz Neues erlernen, wie eine neue Körperhaltung – zum Beispiel das Stehen in der Reiterstellung oder das Sitzen auf einem Meditationskissen, neue komplexe Bewegungen, die mehr Koordination und Konzentration erfordern oder eine neue Atemtechnik, die besonders intensive Aufmerksamkeit und Steuerung verlangt.

- Üben Sie regelmäßig, das ist sehr wichtig! Durch die ständige Wiederholung und die notwendige Ausdauer werden Sie die Übung nach und nach verbessern. Auch sollten Sie sich nicht mit vorläufig unerreichbaren Zielen überfordern. Auch wenn Sie täglich nur wenig Zeit aufbringen können, bringt Sie dieses tägliche Üben weiter. Es ist ja erwiesen, dass tägliches Üben von geringerer Dauer besser ist, als sporadisches Üben von längerer Dauer.

- Bei den ersten Versuchen mit Qigong sollten Sie möglichst einfache Übungen aussuchen und eine Weile damit arbeiten werden. Wenn Sie Fortschritte feststellen, kann eine weitere, etwas anspruchsvollere Übung hinzugenommen werden. Dies gilt auch für die Übungsdauer und das Belastungspensum. Diese vorsichtige und bescheidene Art, sich Qigong anzueignen, erweist sich in der Praxis als vorteilhaft. Können Sie allerdings auf schon vorhandene Erfahrungen aufbauen, ist es natürlich möglich, schneller voranzuschreiten.

Für das Gelingen der Qigong-Übungen sollten Sie folgende Punkte beachten:

- Beim Üben sollte bequeme, lockere Kleidung getragen werden, die den Körper nirgends einengt. Die Kleidung sollte außerdem der Jahreszeit entsprechend gewählt werden. Kleidung aus Naturfasern, die die Haut nicht reizen, sollte bevorzugt werden.

- Um die nötige Ruhe und Konzentration für die Übungen zu bekommen, sollte kurz vor Beginn der Übung körperliche und geistige Anstrengung vermieden werden. Wenn es nötig ist, kann vor Übungsbeginn eine kurze Ruhepause eingelegt werden.
- Vor der Übung sollten Harnblase und Darm entleert werden, wenn nötig. Auch sollte nicht hungrig oder mit übervollem Magen geübt werden. So können unnötige Störungen während der Übung vermieden werden.
- Wenn wir mit dem Üben beginnen, sollte die erforderliche Ausgangsposition bzw. Körperhaltung ganz genau und in Ruhe eingenommen und überprüft werden. Danach wird die Atmung so reguliert, dass sie ruhig, natürlich und frei fließt. Die ruhige Atmung hilft uns auch, innerlich ruhig zu werden und die für die Übung benötigte Konzentration herzustellen.
- Üben Sie in einem Raum, sollte er geräumig, angenehm hell, gut belüftet und ruhig sein. Die Raumtemperatur sollte entsprechend geregelt sein. Für ruhige Übungen ist eine Raumtemperatur um 22 °C sinnvoll, für bewegliche Übungen um 20 °C.
- Üben Sie im Freien, suchen Sie sich einen Platz mit ebenem Boden, der einigermaßen geschützt ist vor Lärm, Windböen und starkem Sonnenlicht. Vorher sollten Sie klären, ob neugierige Blicke von Passanten Ihre Konzentration stören könnten.
- Bei Übermüdung oder Krankheit, vor allem mit Fieber oder Durchfall, sollten Sie das Üben für einige Zeit unterlassen, bis Sie sich wieder erholt haben und einigermaßen gesund sind.

Zwischenfälle

Wird Qigong fachgerecht, also nach den Erfordernissen der jeweiligen Übung praktiziert oder erlernt, kommen in der Regel keine unangenehmen Zwischenfälle vor. Allerdings können, vor allem am Anfang, unerwünschte Reaktionen auftreten, wenn Sie sich noch nicht an die besondere Haltung, Atemtechnik oder Willenssteuerung gewöhnt haben. Sie können auch dann auftreten, wenn Sie sich beim Üben zu sehr anstrengen, sich zu früh schwierige Techniken aneignen wollen und wenn Sie keine richtige Unterweisung für die neue Körperhaltung bzw. Übungsmethode erhalten.

Sollte ein solcher Zwischenfall auftreten, sollten Sie überprüfen, ob eine oder mehrere der oben genannten Ursachen vorliegen, die Sie dann entsprechend korrigieren können. Nach einer kurzer Pause kann die Übung unter Berücksichtigung der korrekten Vorgehensweise wieder aufgenommen werden. Im folgenden Abschnitt werden die häufigsten Zwischenfälle dargestellt und ihre möglichen Korrekturmaßnahmen gezeigt.

Kopfschmerzen oder Schwindelgefühl: Meist werden sie verursacht durch übermäßig tiefe Atemzüge, Überlastung durch voreilige Pensumssteigerung oder durch psychische Aufregung. In diesem Fall sollte die Übung unterbrochen werden. Atmen Sie ganz frei und ruhig und versuchen Sie, loszulassen.

Bei starkem Schwindelgefühl legen Sie sich ganz entspannt auf den Rücken und lagern die Beine hoch. Wenn Sie sich erholt haben, bleiben Sie noch ein Moment liegen und erst wenn Ihr Kreislauf wieder stabil ist, setzen Sie sich vorsichtig hin und ruhen noch eine Weile aus. Um den Kreislauf anzukurbeln ist es möglich, ein wenig schwarzen Tee oder Kaffee zu trinken.

Bei starken Kopfschmerzen können Sie Kopf, Nacken und Schultern vorsichtig aber intensiv mit den Händen massieren, besonders die druckempfindlichen Stellen.

Rückenschmerzen: Sie werden oft durch Fehlhaltungen hervorgerufen oder dadurch, dass wir noch nicht an die für die Übung erforderliche Körperhaltung gewöhnt sind. In diesem Fall sollte die Übungsdauer verkürzt oder die gesamte Übung in kleinere Abschnitte unterteilt werden, um sich langsam an die richtige Körperhaltung zu gewöhnen. Bei einer Fehlhaltung sollte der Fehler eventuell mithilfe eines Qigong-Lehrers oder einer anderen kundigen Person herausgefunden und entsprechend korrigiert werden.

Kurzatmigkeit: Meist ist sie, vor allem am Anfang des Trainings, bedingt durch Übereifer oder eine erzwungene tiefe und langsame Atmung. In diesem Fall sollte der Fehler herausgefunden und entsprechend weniger tief und langsam geatmet werden. Gegebenenfalls können Sie die Übung kurz unterbrechen und erst nach einer kurzen Erholungspause wieder aufnehmen.

Herzklopfen: Die Steigerung der Herzfrequenz auf mehr als 100 Schläge pro Minute (Tachykardie) ist oft auf übermäßig tiefes Einatmen oder zu langes Luftanhalten sowie psychische Anspannung zurückzuführen. In diesem Fall sollten Sie den Atem nicht anhalten, sondern bewusst ganz ausatmen. Die Atmung sollte frei fließen. Bei psychischer Anspannung versuchen Sie, ruhig zu werden und sich bewusst zu entspannen. Wenn dies nicht gelingt, brechen Sie die Übung ab und nehmen sie zu einem späteren Zeitpunkt wieder auf.

In dem vertieften Ruhezustand der Übung können manchmal ungewöhnliche Körperwahrnehmungen wie Taubheit, Wärme, Kribbeln oder Zucken auftreten. Das sind normale Reaktionen des Körpers, wenn Qigong sehr bewusst und entspannt geübt wird. In China wird diese Wahrnehmung „Qi-Gefühl" genannt. Es wird als gutes Zeichen gewertet – die Übung wurde richtig und gut ausgeführt und es ist gelungen, das Qi – vitale Energie – zu aktivieren. Wenn Sie diese Phänomene als unangenehm erleben, können Sie die Aufmerksamkeit einfach auf einen anderen Körperteil oder die Atmung verlagern.

Die Übungen

Öffnung zum Himmel und zur Erde – *Tong Tian Guan Ti Fa*

Stehen Sie entspannt aufrecht, sodass Kopf und Halswirbelsäule eine senkrechte Verlängerung der Wirbelsäule bilden. Nehmen Sie das Kinn ein wenig zum Hals zurück, sodass der Punkt *Bai Hui* auf dem Scheitel (Zeichnung-Seite 15) zum Himmel zeigt. Drücken Sie die Knie nicht durch, aber beugen Sie sie auch nicht. Die Füße stehen parallel zueinander im Abstand von einer Schulterbreite. Die Schultern sind entspannt, Arme und Hände hängen locker neben dem Körper. Richten Sie Ihren Blick in etwa 10 bis 15 m Entfernung zum Boden. Lassen Sie die Augenlider entspannt hängen. Atmen Sie ganz ruhig einige Male. Beginnen Sie mit der Übung erst, wenn Sie innerlich ruhig und konzentriert sind.

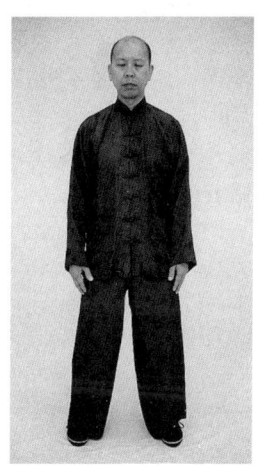

Die Meridiane aktivieren – *Tong Da Jing Luo*

Richten Sie die Hände auf, wobei die Finger nach vorn und die Handflächen nach unten zeigen. Spreizen Sie die Finger und drehen die Hände nach außen zur Seite und nach hinten, dabei wenden sich die Handflächen nach oben. Nun drehen Sie die Hände nach innen zum Körper und nach vorne. Dabei wenden Sie die Handflächen wieder nach unten. Während Sie die Hände kreisend bewegen, heben Sie

33

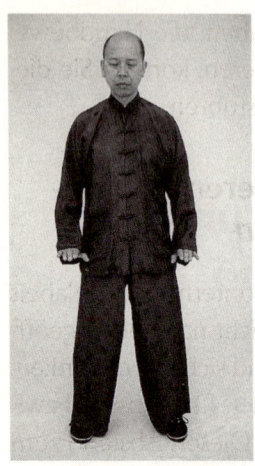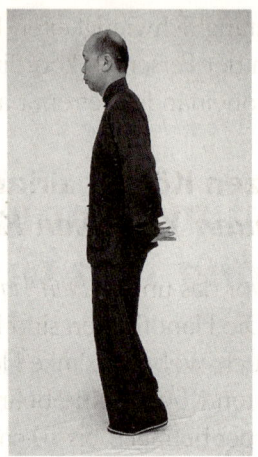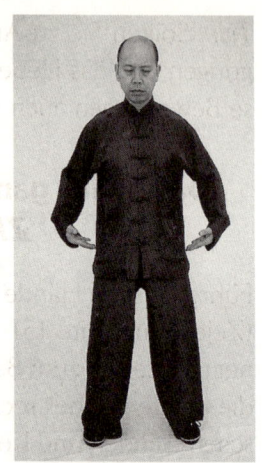

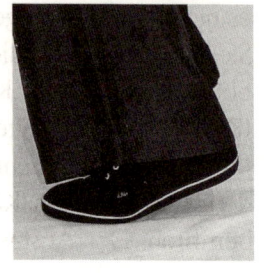

die Fersen vom Boden und stehen ganz auf den Fußballen, indem Sie das gesamte Körpergewicht nach vorn verlagern. Dabei langsam einatmen. Senken Sie die Fersen wieder auf den Boden und verlagern das Körpergewicht dabei allmählich nach hinten, sodass die Bewegung ganz sanft wird. Gleichzeitig entspannen Sie sich. Bringen Sie die Hände zurück neben den Körper, bis sie entspannt hängen. Dabei ruhig ausatmen. Machen Sie diese Übung sechsmal.

Anmerkung: Während Sie die Hände drehen, entsteht eine sanfte innere Spannung (*Jing*-Kraft), die sich im ganzen Körper bis zu den Füßen ausbreitet. Während Sie die Hände zurück neben den Körper bringen, wird die *Jing*-Kraft gelöst. Dieser Wechsel zwischen innerer Spannung und einem möglichst spannungsfreien Zustand bewirkt eine Aktivierung der jeweils sechs Meridiane in Armen und Beinen; besonders werden dabei die sechs klassischen Punkte der jeweiligen Meridiane, die eine gute Heilwirkung besitzen, angesprochen. Konzentrieren Sie bei dieser Übung Ihre Aufmerksamkeit auf das *Dan*

Tian. Sollten Sie zu Anfang Schwierigkeiten haben, die Handbewegungen und das Heben der Fersen zu koordinieren, können Sie diese Bewegungen auch voneinander getrennt ausführen.

Das Qi im ganzen Körper zirkulieren lassen – Zhuan Yun Qian Kun

Führen Sie die Hände vor das untere *Dan Tian* unterhalb des Nabels (Zeichnung Seite 15). Die Handflächen sind leicht nach oben geöffnet und zeigen zum Bauch, wobei die linke Hand sich vor der linken, die rechte vor der rechten Körperhälfte befindet. Der Abstand zwischen Händen und Körper beträgt 5 bis 10 cm. Diesen Abstand zum Körper nehmen die Hände während der gesamten Übung ein, so weit es nicht anders angegeben ist. Die Arme sind leicht gebeugt. Heben Sie die Arme, ohne die Haltung zu verändern, vor dem Körper nach oben bis über den Kopf. Nun sind die beiden *Lao Gong*-Punkte (KS 8; Zeichnung Seite 62) in den Handflächen auf den *Bai Hui*-Punkt (LG 20) auf dem Scheitel gerichtet. Senken Sie jetzt die Hände vor dem Gesicht, dem Körper und den Beinen, ohne den Körper zu berühren. Der Abstand zwischen den Händen bleibt unverändert.

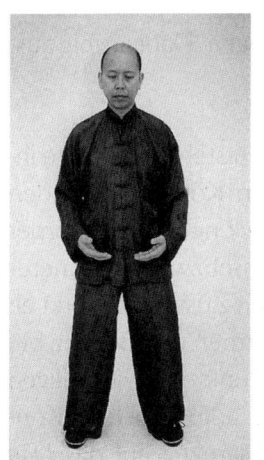 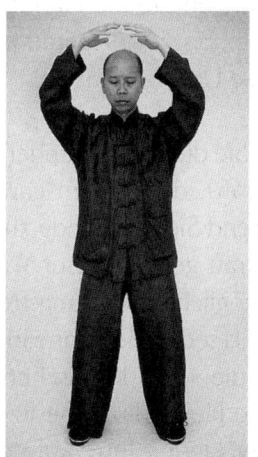 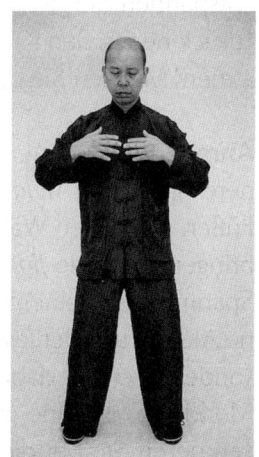

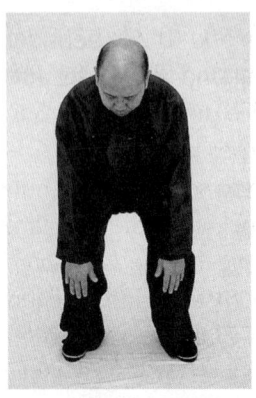 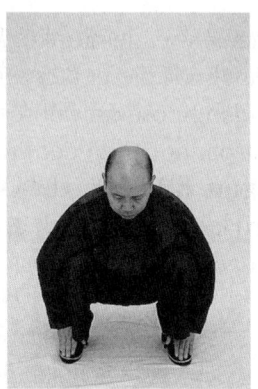 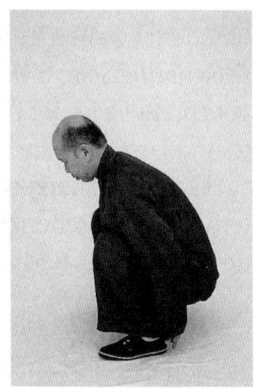

Wenn die Hände vor den Oberschenkeln angekommen sind, beugen Sie die Beine, sodass Sie in die Hocke gehen, wobei die Fußsohlen ganz auf dem Boden bleiben und der Oberkörper nicht zu weit nach vorn geneigt werden sollte. Wenn Sie in der Hocke angekommen sind, legen Sie die Handflächen auf die Fußrücken. Lassen Sie sie dort für einen Moment, führen Sie dann die Hände zur Seite und halten sie im Abstand von 5 bis 10 cm hinter die Fersen. Stehen Sie langsam auf und lassen die Hände über die Rückseite der Beine nach oben gleiten bis zur Lendenwirbelsäule, wo sich links und rechts ne-

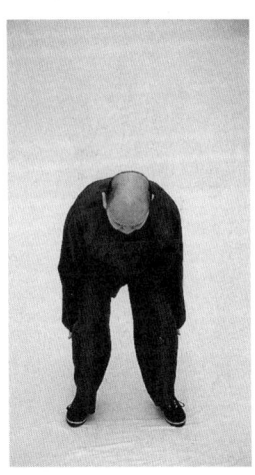 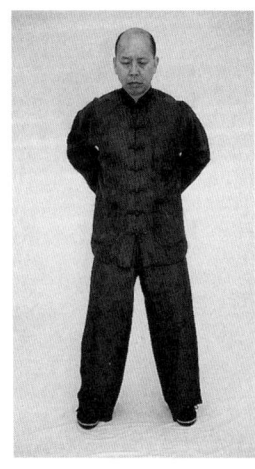 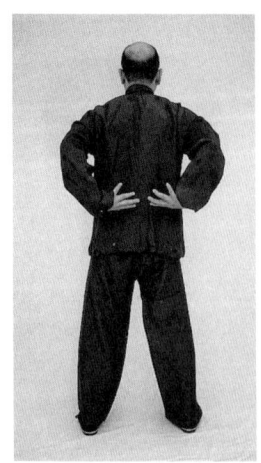

ben dem zweiten Lendenwirbel der Punkt *Shen Shu* (B 23) befindet (Zeichnung Seite 63). Am Ende dieser Bewegung sind Sie wieder aufgerichtet wie in der Ausgangsposition. Führen Sie die Hände zur Seite und lassen Sie sie entspannt neben dem Körper hängen.

Nach einer kurzen Pause heben Sie die Hände seitlich auf Schulterhöhe und drehen die Handflächen nach oben. Heben Sie die Hände noch weiter und beugen die Arme kreisförmig, bis die *Lao Gong*-

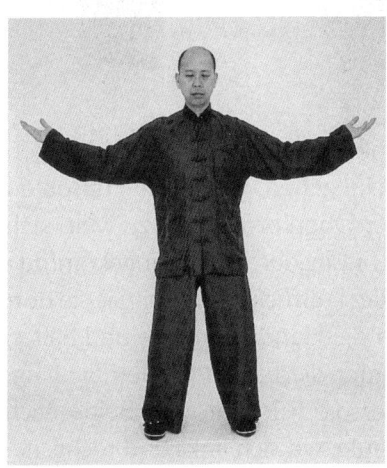

Punkte (KS 8) der Handflächen auf den *Bai Hui*-Punkt auf dem Scheitel gerichtet sind.

Bleiben Sie so einen Moment lang stehen. Senken Sie nun die Hände möglichst weit hinter Kopf und Rücken. Beugen Sie dabei die Arme zuerst so weit wie möglich und bringen Oberarme und Ellenbogen so dicht an den Kopf wie es geht. Dann bewegen Sie die Ellenbogen seitlich vor den Körper, zuerst nach vorne,

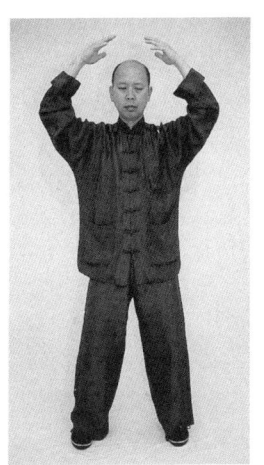
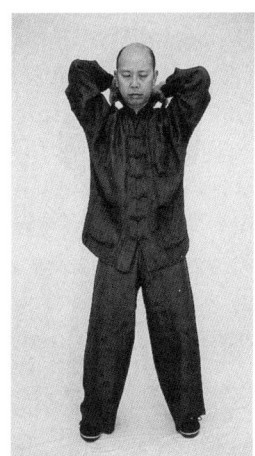
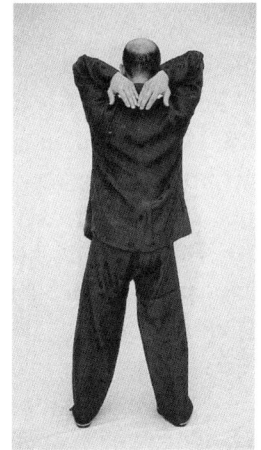

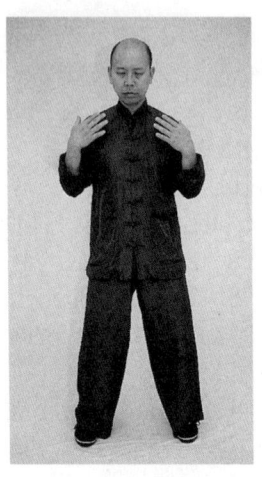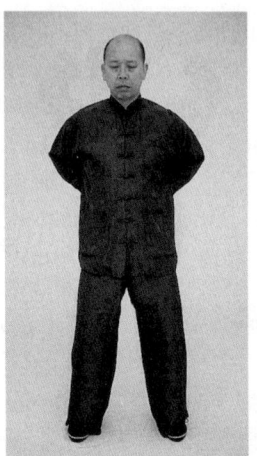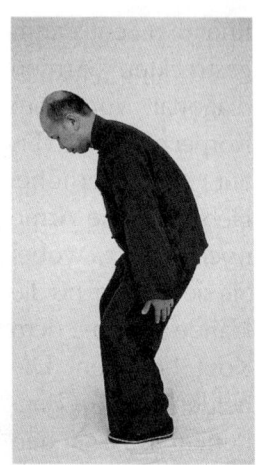

dann nach unten. Damit führen Sie die Hände über die Schulter und vor die Schultergelenke. Bringen Sie die Ellenbogen seitlich nach hinten und führen so die Hände wieder hinter den Rücken. Jetzt setzen Sie die Bewegung der Hände über den Rücken nach unten fort, bis die Hände hinter dem Gesäß ankommen. Beugen Sie die Beine wie oben beschrieben, sodass Sie sich langsam in die Hocke begeben und führen die Hände weiter über die Rückseite der Beine bis zur Ferse und nach vorne, wo Sie die Handflächen auf die Fußrücken legen. Dort lassen Sie sie für einen Moment liegen.

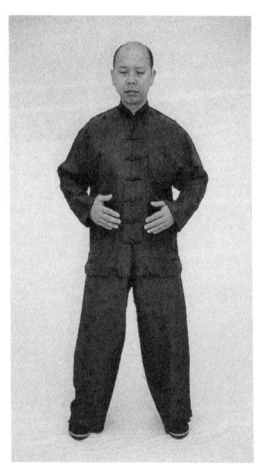

Dann stehen Sie langsam auf, während Sie die Hände mit einem Abstand von 5 bis 10 cm über die Vorderseiten der Beine nach oben führen bis zum Punkt *Tian Shu* (Ma 25) auf Höhe des Nabels. Verharren Sie einen Moment, führen Sie dann die Hände zur Seite und lassen Sie sie entspannt neben dem Körper hängen.

Nach einer kurzen Pause heben Sie die Hände mit nach oben gerichteter Innenfläche und bei entspannt gestreckten Armen diagonal vor dem Körper nach oben bis auf Schulterhöhe. Heben Sie die Arme noch weiter, wobei Sie sie beugen, bis die Hände sich über dem Kopf befinden. Die beiden *Lao Gong*-Punkte (KS 8) in den Handflächen zeigen

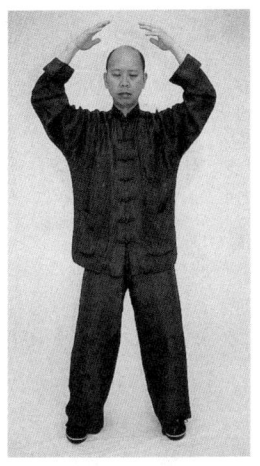
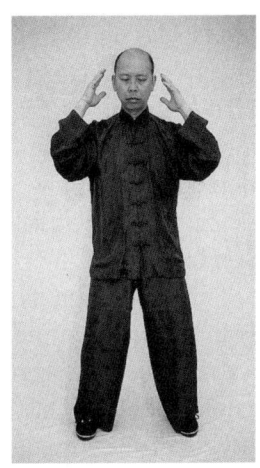

jetzt auf den *Bai Hui*-Punkt auf dem Scheitel und bleiben dort einen Moment lang.

Führen Sie die Hände seitlich neben dem Kopf nach unten. Auf Schulterhöhe drehen Sie die Handflächen nach unten und richten sie seitlich auf die Rippenbögen. Die Handflächen zeigen zum Körper, die Finger nach unten. Senken Sie die Hände seitlich neben dem Körper entlang. Wenn die Arme fast gestreckt sind, gehen Sie langsam in

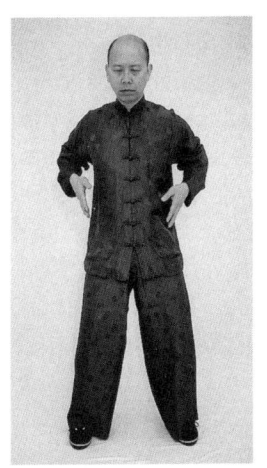
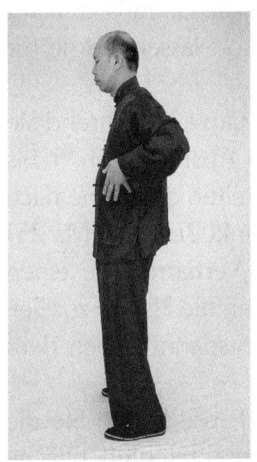
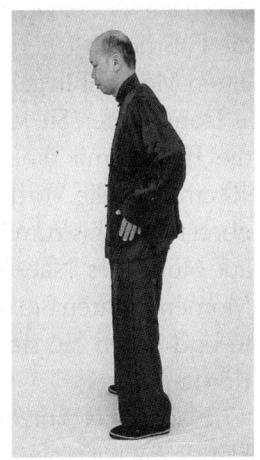

die Hocke und führen die Hände an den Seiten der Ober- und Unterschenkel hinab bis neben die äußeren Fußknöchel. Drehen Sie die Hände und legen Sie die Handflächen auf den Fußrücken, wo sie für kurze Zeit liegen bleiben.
Führen Sie nun die Hände nach innen neben die inneren Fußknöchel und stehen Sie langsam auf. Lassen Sie die Hände über die Innenseiten der Beine gleiten und halten Sie sie anschließend vor das *Dan Tian* im Unterbauch wie zu Beginn der Übung.

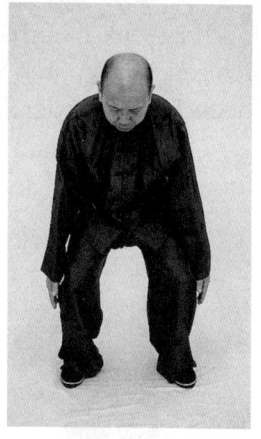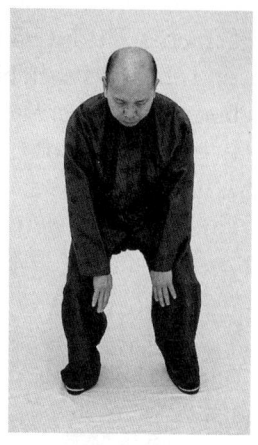

Anmerkung: Atmen Sie bei dieser Übung ganz frei. Wichtig ist, dass die Atmung ruhig, gleichmäßig und ohne Zwang geschieht. Sie können die Atmung aber bewusst einsetzen: Atmen Sie ein, wenn Sie die Hände nach oben führen, atmen Sie aus, wenn die Bewegung nach unten geht. Wenn Sie nicht in die Hocke gehen können, ohne die Fersen zu heben, beugen Sie die Beine einfach so tief, wie es Ihnen möglich ist. Wichtig ist, dass das Gesäß nach unten bewegt und der Oberkörper nicht zu weit nach vorn geneigt wird. Entspannen Sie Beine, Hüfte und Kreuz und achten Sie darauf, dass das Körpergewicht gleichmäßig auf den gesamten Fußsohlen verteilt wird. Konzentrieren Sie Ihre Aufmerksamkeit immer auf den Teil des Körpers, über dem sich die Hände gerade befinden. Wenn die Hände auf dem Fußrücken liegen, konzentrieren Sie sich auf den Punkt *Yong Quan* (N 1) auf der Fußsohle (Zeichnung Seite 63) und stellen sich vor, dass das Qi durch diesen Punkt tief in die Erde fließt.

Die drei Dan Tian mit Qi auffüllen –
Qi Zhu San Tian

Schieben Sie die Hände schräg seitlich nach hinten. Die Handflächen sind ebenfalls nach hinten gerichtet. Führen Sie die Hände seitlich neben dem Körper nach oben, bis sie vor der Stirn ankommen. Drehen

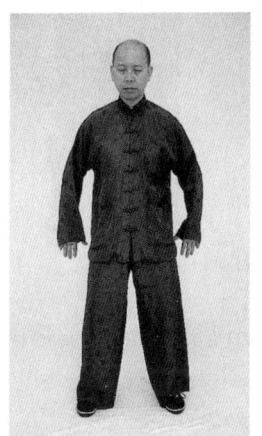 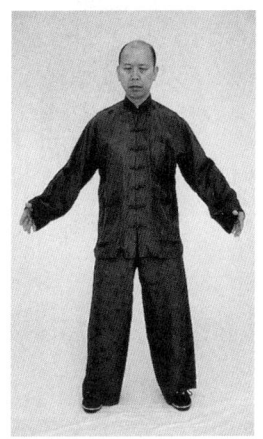 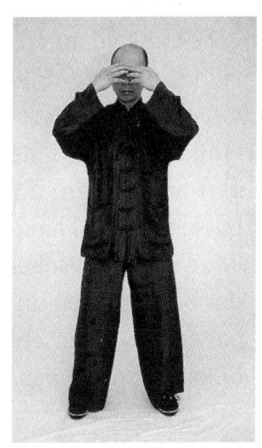

Sie dabei die Hände, sodass die Handflächen zur Stirn zeigen. Beugen Sie die Arme ein wenig, als wollten Sie einen großen Ball umarmen. Nähern Sie die Hände der Stirn und drücken die Mittelfinger auf den Punkt *Yin Tang* (PaM 3) in der Mitte der Stirn, wo sich das obere *Dan Tian* befindet (Zeichnung Seite 15). Bleiben Sie für einen Moment in dieser Haltung.

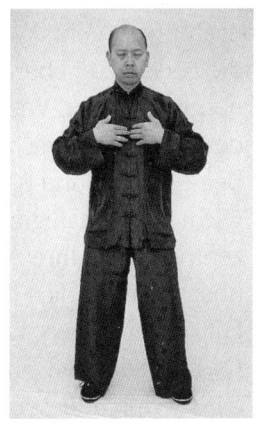

Senken Sie die Hände nach vorn und bringen Sie sie zurück neben den Körper. Wiederholen Sie die Bewegung auf die folgende Weise zweimal: Heben Sie die Hände auf Herzhöhe. Dort drücken Sie auf den Punkt *Shan Zhong* (KG 17) zwischen den Brust-

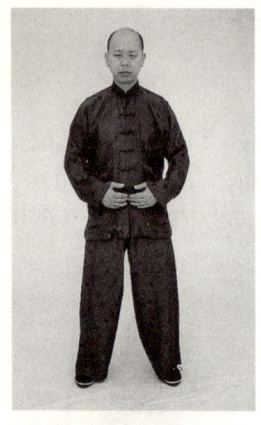

warzen (mittleres *Dan Tian*; Zeichnung Seite 15). Dann drücken Sie auf den Punkt *Qi Hai* (KG 6) im Unterbauch (unteres *Dan Tian*).

Anmerkung: Wenn Sie mit den Mittelfinger die Punkte drücken, konzentrieren Sie sich auf das jeweilige *Dan Tian*. Bleiben Sie mit Ihrer Aufmerksamkeit nicht an der Körperoberfläche, sondern leiten Sie Ihre Konzentration in die Tiefe des Körpers. So können Sie drei Punkte auf der Körperrückseite – *Yü Zhen, Jia Ji und Wei Lü* – aktivieren und durchlässig machen. Diese Punkte werden im Qigong als schwer zu überwindende Engpässe betrachtet. Bei Bedarf können Sie die Übung erweitern und zwei weitere *Dan Tian* – *Zhong Wan* (KG 12) und

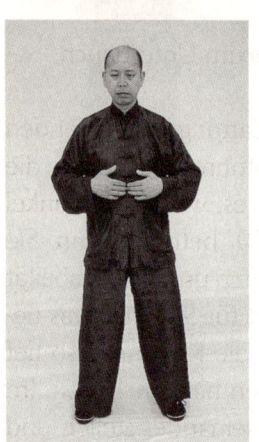
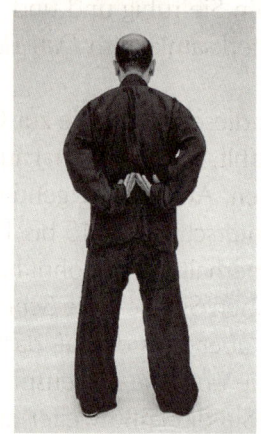

Ming Men (LG 4) – auf die gleiche Weise aktivieren. Dies bietet sich vor allem an, wenn Sie zum Beispiel Magenbeschwerden oder Rückenschmerzen haben.

Stehen wie ein Dreifuß – *San Fen Ding Li*

Beugen Sie die Knie bis zu einer für Sie bequemen Tiefe und entspannen Sie den gesamten Körper (siehe Seite 11). Beugen Sie die Arme leicht und führen Sie die Hände vor den Unterbauch, sodass die *Lao Gong*-Punkte der Handflächen leicht geneigt zum *Dan Tian* bzw. zum Punkt *Qi Hai* (KG 6) weisen. Zwischen den beiden Händen besteht ein Abstand von etwa 10 cm, zwischen Händen und Bauch von etwa 20 cm. Lassen Sie Schultern, Ellenbogen und Handgelenke entspannt hängen. Knicken Sie die Handgelenke nicht ab. Die Hände bilden die bogenförmige Verlängerung der Unterarme, sodass Sie mit Händen und Armen einen Kreis bilden. Bleiben Sie etwa zehn Minuten in dieser Position. 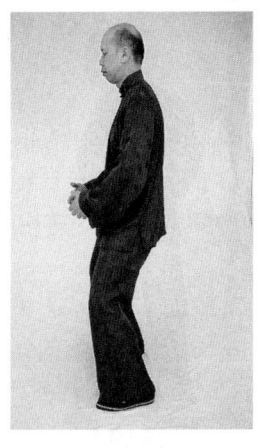 Atmen Sie ruhig und und sammeln Sie Ihre Aufmerksamkeit im *Dan Tian* im Unterbauch.

Anmerkung: Wenn Sie diese Übung, die zur Gattung der stehenden Säule (Zhan Zhuang) zählt, zum erstenmal ausführen, sollten Sie die Knie nicht zu tief beugen. Am Anfang genügt es, wenn der Winkel zwischen Ober- und Unterschenkel 145 bis 150° beträgt. Wenn Sie sich etwas an diese Körperhaltung gewöhnt haben und Ihre Stabilität sich verbessert hat, können Sie die Knie Schritt für Schritt etwas tiefer beugen. Achten Sie aber stets darauf, dass die Knie nicht so tief gebeugt werden, dass sie über die Zehenspitzen hinausschauen. Im tieferen Stand können Sie die Füße weiter auseinander stellen und die Fußspitzen gegebenenfalls etwas nach außen richten.

Beim Beugen sollten Sie kein Hohlkreuz machen. Um das zu vermeiden, senken Sie als erstes das Becken nach unten, indem Sie es nach hinten kippen und geben dem entstehenden Druck in den Knien nach. Bewegen Sie dabei den Oberkörper nicht, sondern geben nur dem Zug der Wirbelsäule nach. Wenn Sie diese Stellung entspannt und korrekt eingenommen haben, stellen Sie sich vor, dass aus der Wirbelsäule über Kreuz- und Steißbein ein unsichtbares drittes Bein zum Boden wächst. Auf diese Weise wird Ihr Stand stabil, als säßen Sie auf einem hohen, dreibeinigen Stuhl (daher der Name).

Zurück zum unberührten Urzustand –
Fan Pu Gui Yuan

Legen Sie die Hände auf das *Dan Tian* im Unterbauch unter dem Nabel. Die beiden Handflächen liegen gekreuzt übereinander. Frauen legen die rechte Hand unter die linke, Männer die linke unter die

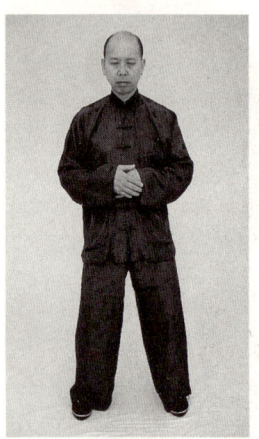 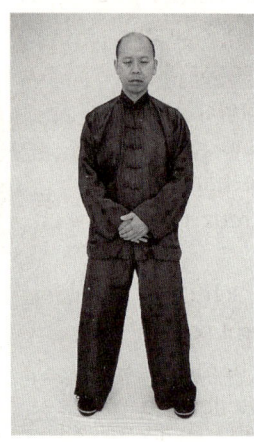

rechte. Atmen Sie ruhig, während Sie mit den Händen langsam im Kreis um den Nabel über den Bauch reiben. Kreisen Sie neunmal in jede Richtung. Frauen kreisen zuerst vom *Dan Tian* aus nach rechts und in die andere Richtung zurück, Männer umgekehrt. Beginnen Sie mit einem kleinen Kreis und lassen ihn dann immer größer werden, bis Sie den gesamten Bauch umkreisen. Kommen Sie mit kleiner werdenden Kreisen aus der umgekehrten Richtung zurück zum *Dan Tian*. Bleiben Sie einige Minuten mit den Händen auf dem *Dan Tian* und sammeln dort Ihre Aufmerksamkeit, wobei Sie ruhig atmen, bevor Sie diese Übungsreihe beenden.

Anmerkung: Kreisen Sie immer mit der gleichen Geschwindigkeit, unabhängig davon, wie groß der Kreis ist. Gewöhnlich dauert ein Kreis etwa 10 Sekunden. Die Hände bleiben mit leichtem Druck – deutlich spürbar und angenehm – auf dem Bauch haften. Alternativ können Sie auch die Hände auf dem *Dan Tian* liegen lassen und auf der Stelle kreisen. Verteilen Sie dabei den Druck kreisförmig über die Außenränder der Handflächen, die Hände bewegen sich wellenartig.

Qigong zur Gesundheitspflege –
Zi Wo Bao Jian Gong

Stehen Sie am Anfang jeder Übungsreihe entspannt und gerade. Richten Sie dabei die Wirbelsäule auf, sodass der Kopf und die Halswirbelsäule bewusst die Verlängerung der unteren Wirbelsäule bilden. Lassen Sie Schultern und Arme locker hängen und entspannen das Kreuz und die Hüftgelenke.

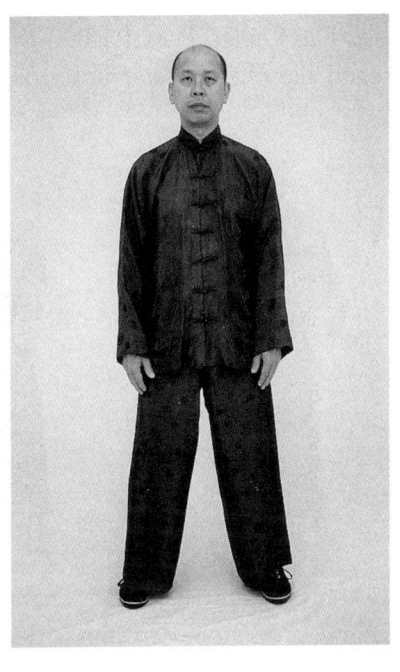

Die Füße stellen Sie schulterbreit voneinander entfernt so nebeneinander, dass die Fußinnenkanten parallel sind. Verteilen Sie das ganze Körpergewicht gleichmäßig auf beide Füße und beugen die Knie leicht. Bleiben Sie einen Moment in Ruhe stehen und atmen einige Male auf natürliche Weise ohne Druck tief durch. Beginnen Sie die Übungen, wenn Sie ganz ruhig und entspannt sind.

Schließen Sie die einzelnen Übungen ab, indem Sie die Hände aus der letzten Position ruhig zurück neben den Körper bringen und Schultern, Arme und Hände entspannt hängen lassen. Bleiben Sie kurz stehen und atmen Sie ruhig weiter, bevor Sie die Übungen fortsetzen.

Das Qi ziehen – *La Qi*

Bringen Sie beide Hände vor den Oberbauch, indem Sie die Ellenbogen weiterhin neben dem Körper hängen lassen und die Unterarme anwinkeln, bis sie parallel zum Boden gerichtet sind. Die Handflächen zeigen zueinander. Entspannen Sie die Finger, sodass sie sich leicht öffnen und die Fingerspitzen aufeinander treffen. Die Hände

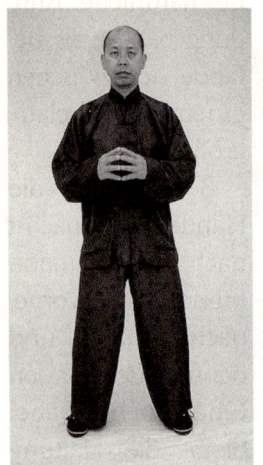 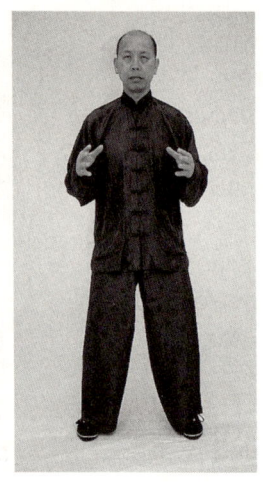 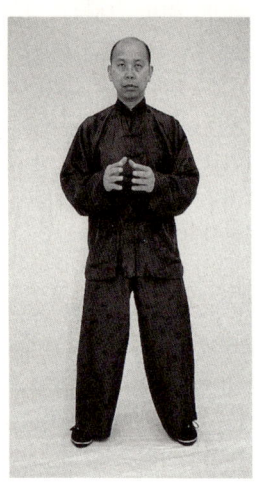

berühren sich nicht. Nun führen Sie die Hände in unveränderter Haltung horizontal auseinander, bis sie etwa schulterbreit voneinander entfernt sind. Dann bringen Sie sie wieder zurück, ohne dass die Fingerspitzen sich berühren. Dabei konzentrieren Sie Ihre Aufmerksamkeit auf die Hände und Finger.

Atmen Sie ein, wenn Sie die Hände auseinander führen und atmen Sie aus, wenn Sie sie wieder zurückbringen. Wiederholen Sie diese Bewegung zwölfmal oder öfter. Am Ende dieses Übungsteils legen Sie die Finger wieder wie oben beschrieben aufeinander. Atmen Sie ruhig weiter und bleiben Sie entspannt für etwa eine Minute stehen.

Den Ball rollen – *Gun Qiu*

Bringen Sie die Hände auf Höhe des Oberbauchs, ähnlich wie in der ersten Übung, wobei die Hände dieses Mal einen Abstand von zirka 20 cm zum Bauch einnehmen. Die Hände befinden sich in Höhe des Akupunkturpunktes *Zhong Wan* (KG 12) und sind schulterbreit voneinander entfernt. Hände und Finger sind ganz locker, sodass sie ei-

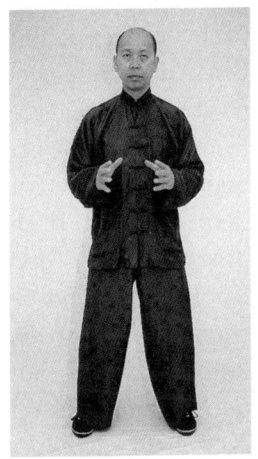
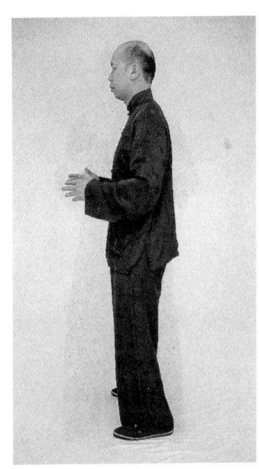

ne natürliche Rundung bilden, als befände sich zwischen ihnen ein relativ großer Ball.

Bewegen Sie die Hände nun zunächst nach oben, dann kreisend nach vorne, nach unten und dann zurück vor den Oberbauch. Dabei bleibt die Haltung der Hände und Finger unverändert. Die Hände bewegen sich nicht über die Schultern hinaus und nicht tiefer als das *Dan Tian* im Unterleib.

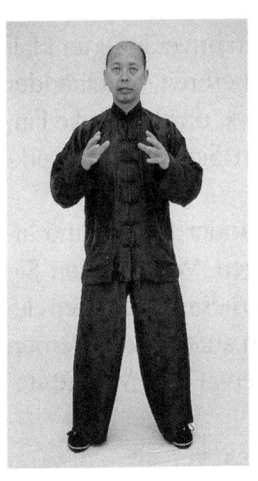
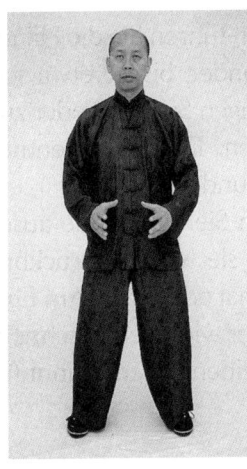

Atmen Sie ein, wenn die Hände sich nach oben bewegen und atmen Sie aus, wenn Sie sie nach unten bringen. Wiederholen Sie die Bewegung zwölfmal oder öfter. Zum Schluss kommen beide Hände zurück vor den Oberbauch, verweilen kurz und bewegen sich dann ebenso kreisend rückwärts.

Das Qi schöpfen – *Lao Qi*

Bringen Sie die Hände zuerst bei leicht gebeugten Armen vor die Leistenbeugen. Die Handflächen zeigen nach oben, die Finger sind

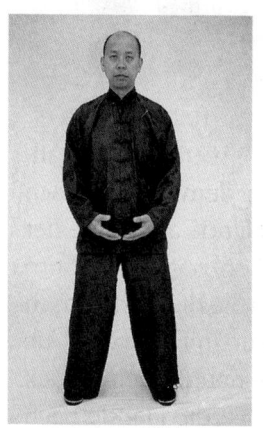 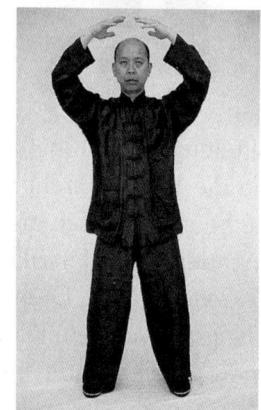

nach vorn gerichtet (leicht nach innen geneigt). Führen Sie die Hände bei leicht gebeugten Armen vor dem Körper nach oben bis über den Kopf. Die Handflächen sind nun nach unten gerichtet, auf den Scheitelpunkt *Bai Hui* (LG 20).

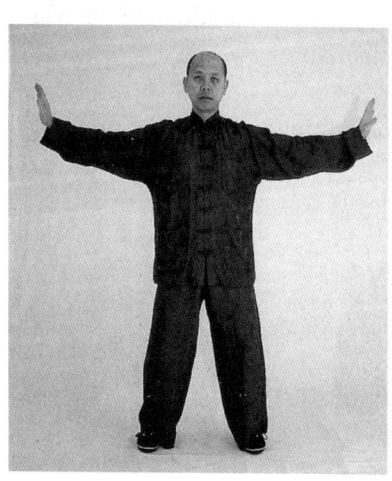

Drehen Sie die Hände nach außen und senken Sie die Arme seitwärts auf Schulterhöhe. Die Handflächen zeigen nach außen, die Arme sind locker zur Seite gestreckt. Senken Sie die Arme weiter an der Seite nach unten und entspannen Sie dabei die Hände. Führen Sie die Hände bei leicht gebeugten Armen zurück vor die Leistenbeugen. Die Handflächen sind wieder nach oben gerichtet, die Fin-

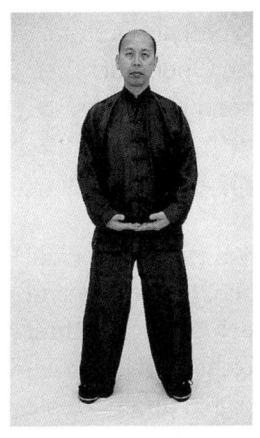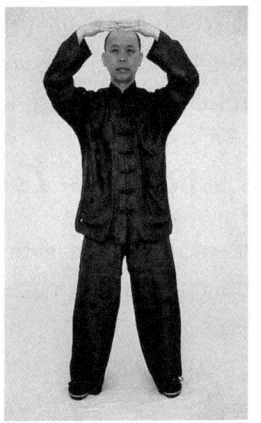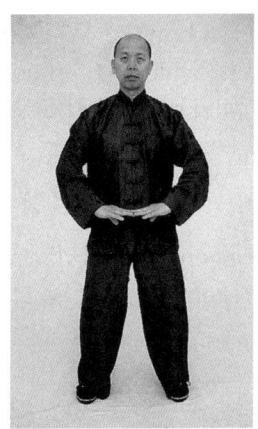

ger zeigen zueinander, Mittelfinger und Ringfinger werden aufeinander gelegt. Jetzt heben Sie die Hände direkt vor dem Körper nach oben, indem Sie die Arme beugen, bis sich die Hände auf Höhe der Stirn vor dem Gesicht befinden. Die Handflächen zeigen zur Stirn zum Akupunkturpunkt *Yin Tang* (PaM 3). Drehen Sie die Hände nach unten und senken Sie sie langsam vor dem Körper. In Höhe des *Dan Tian* im Unterbauch nehmen Sie die Hände auseinander und zurück an die Seite des Körpers. Atmen Sie ein, wenn Sie die Hände nach oben führen und atmen Sie aus, wenn Sie die Hände senken. Machen Sie diese Übung mindestens sechsmal.

Variation: Wenn Sie in die Hocke gehen, bringen Sie die Hände seitlich nach unten. Die Fußsohlen bleiben auf dem Boden. Führen Sie die Hände nach vorn vor die Beine; stehen Sie langsam auf, wenn Sie die Hände zum Gesicht hoch heben.

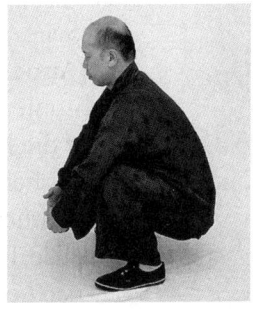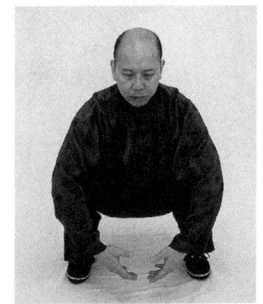

Heben und Senken – *Ti An*

Bringen Sie die Hände mit leicht gebeugten Armen vor die Leistenbeugen. Die Handinnenflächen zeigen zum Boden, die Finger nach

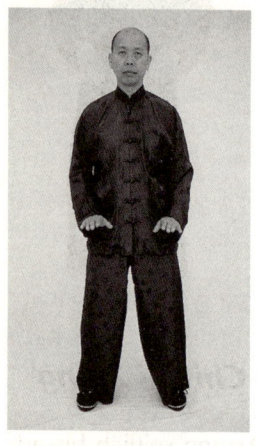

vorne, sodass die Hände sich genau über den Füßen befinden. Verbinden Sie gedanklich die Punkte *Lao Gong* (KS 8) in der Handfläche und *Yong Quan* (N 8) unter der Fußsohle.

Heben Sie die Hände direkt vor dem Körper bis auf Herzhöhe, indem Sie die Arme beugen. Achten Sie dabei darauf, die Schultern hängen zu lassen.

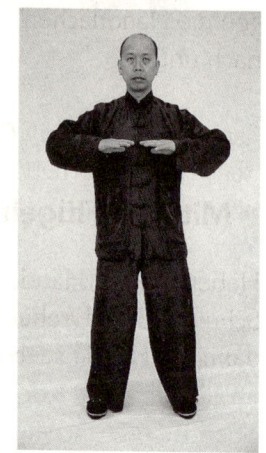

Drehen Sie die Hände leicht nach innen, während Sie die Zehen in den Boden krallen.

Senken Sie die Hände wieder bis vor die Leistenbeugen. Dabei richten Sie die Finger nach vorn und lassen die Zehen los. Später können Sie auch die Zehen krallen, wenn Sie die Hände senken. Atmen Sie ein, wenn Sie die Hände heben und atmen Sie aus, wenn Sie sie senken. Machen Sie die Übung zwölfmal oder öfter.

Den ganzen Körper schütteln – *Da Dou Dong*

Bringen Sie die Hände vor den Unterbauch (zwischen Nabel und Leisten). Schütteln Sie nun die Hände locker und rhythmisch aus dem Handgelenk – hundertmal oder öfter. Achten Sie darauf, dass Ellenbogen und Schultern entspannt bleiben. Atmen Sie dabei ganz ruhig und frei.

Wenn Sie Ihr Qi (vitale Kraft) aufbauen wollen, richten Sie dabei die Handflächen nach oben. Wollen Sie Ihr Qi beruhigen, zum Beispiel bei Hypertonie (Bluthochdruck), zeigen die Handflächen nach unten.

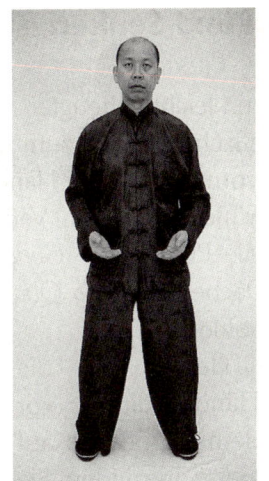
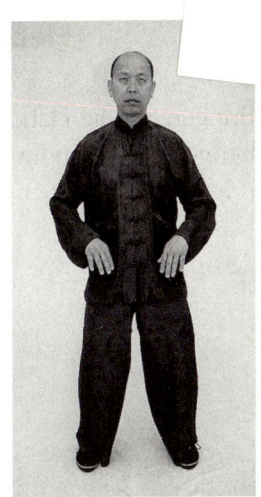

Mit den Flügeln schlagen – *Zhan Chi Fei Xiang*

Heben Sie die Hände bei locker gestreckten Armen seitlich bis auf Schulterhöhe. Drehen Sie dabei die Hände nach oben. Heben Sie dann die Hände seitlich zum Kopf, bis Sie mit Armen, Händen und

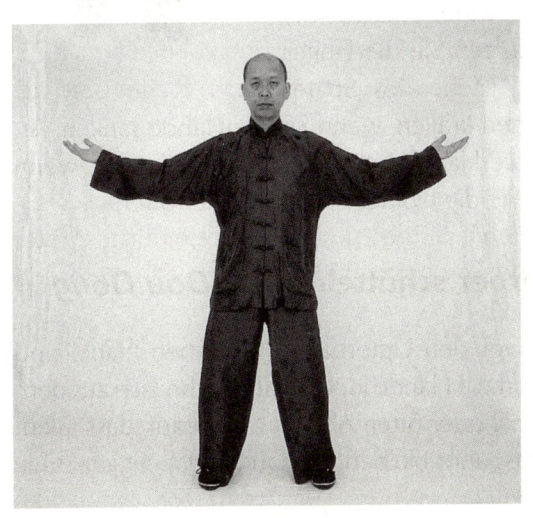
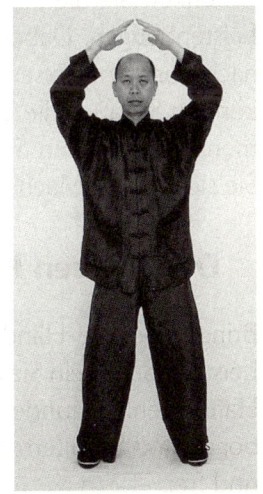

Schultern ein Pentagramm (Lotosblüte) bilden. Dabei bilden die Hände die Verlängerung der Unterarme. Die Ellenbogen sind höher als die Schultern. Die Handflächen zeigen schräg zum Akupunkturpunkt *Bai Hui* (LG 20) auf dem Scheitel.

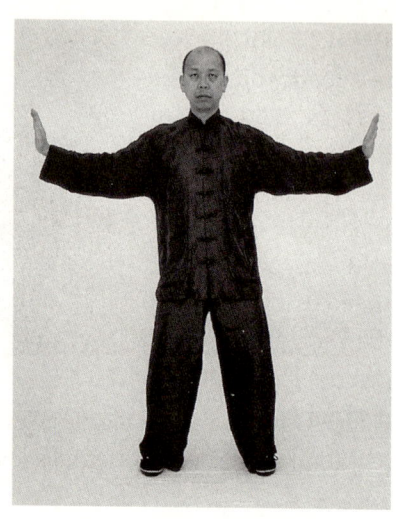

Bringen Sie die Hände zurück auf Schulterhöhe, drehen Sie sie dabei nach oben und strecken Sie die Arme locker aus. Am Ende dieser Bewegung zeigen die Handflächen zur Seite. Bevor Sie die Übung wiederholen, drehen Sie die Handflächen nach unten. Atmen Sie ein, wenn Sie die Hände heben und atmen Sie aus, wenn Sie die Hände senken. Machen Sie diese Übung sechsmal oder öfter.

Das Handgelenk reiben – *Ca Shou Wan*

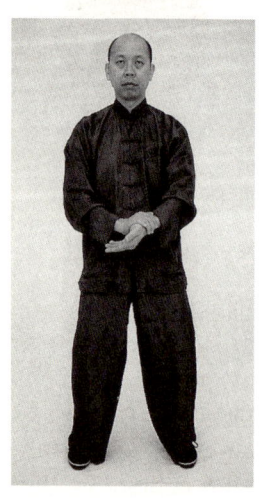

Bringen Sie die linke Hand vor den Bauch, indem Sie den Arm beugen. Richten Sie die Handfläche nach oben und legen Sie die rechte Hand mit dem Handteller auf das linke Handgelenk. Die Finger sind locker gebeugt, sodass sie die Außenseite des Armes berühren. Dabei bleiben die Schultern entspannt.

Reiben Sie mit der rechten Hand etwa hundertmal die Innenfläche des linken Handgelenks. Atmen Sie dabei ruhig ein und aus. Anschließend reiben Sie auf die gleiche Weise das rechte Handgelenk mit der linken

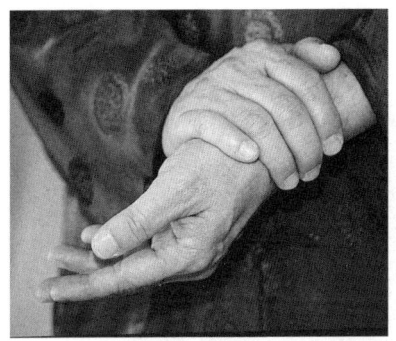
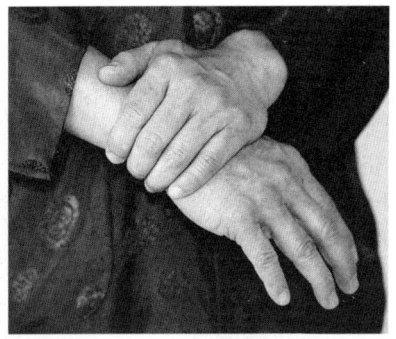

Hand. Danach reiben Sie die Außenfläche des linken und dann des rechten Handgelenks ebenfalls jeweils hundertmal.

Mit dem eigenen Qi sich selbst behandeln – *Fa Qi*

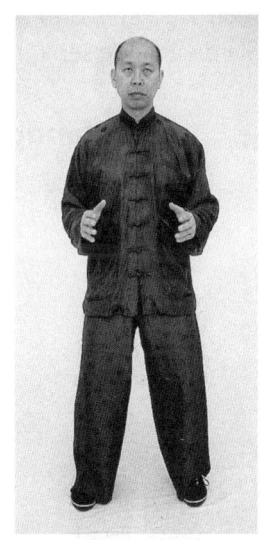

Bei dieser Übung werden die Akupunkturpunkte mit eigenem Qi behandelt. Atmen Sie ruhig und bleiben Sie bei jeder Position eine halbe bis eine Minute.

Heben Sie die Hände auf Höhe des Bauches, sodass die *Lao Gong*-Punkte (KS 8) zueinander zeigen. Zwischen den Händen befindet sich ein etwa schulterbreiter Abstand. Der Abstand der Hände zum Körper beträgt 20 bis 30 cm. Die Ellenbogen bleiben weiterhin neben dem Körper, die Unterarme halten Sie waagerecht zum Boden.

Nach einer Weile bringen Sie die linke Hand vor die Leistenbeuge und die rechte vor den rechten Rippenbogen. Dabei sind die Arme kreisförmig gebeugt. Richten Sie den Punkt *Lao Gong* (KS 8) der rechten Handfläche auf den Punkt Lao Gong der linken Handfläche. Anschließend wechseln Sie die Seite. Dann richten Sie den

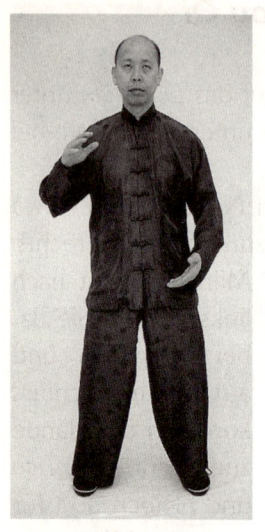 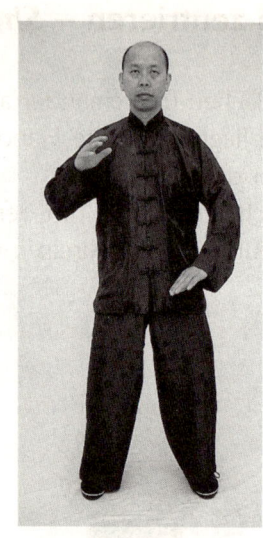

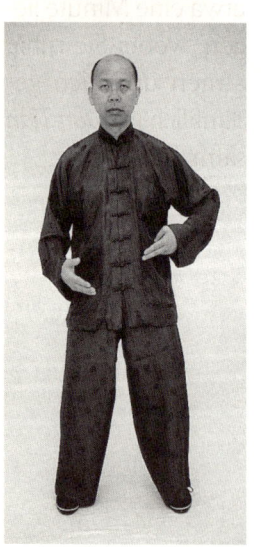 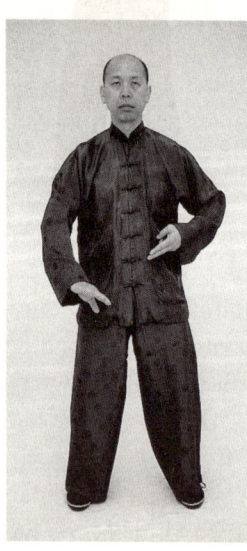

Punkt *Lao Gong* der rechten Handfläche auf den Akupunkturpunkt *Wai Lao Gong* des linken Handrückens. Anschließend wechseln Sie die Seite.

Wiederholen Sie jetzt die Übung. Dieses Mal zeigen Sie mit dem Fingerschwert auf den jeweiligen Akupunkturpunkt. Das Fingerschwert bilden Sie, indem Sie Ihren Zeige- und Ihren Mittelfinger gestreckt aneinander legen, den Ring- und den kleinen Finger zur Handfläche beugen und den Daumen auf das Endglied des Ringfingers legen.

Das Qi zentrieren – *Shou Qi*

Legen Sie beide Handflächen übereinander auf das *Dan Tian* dem Nabel. Bei Frauen liegt die rechte Hand unter der linken, bei Männern die linke unter der rechten.

Reiben Sie den Bauch kreisförmig um den Nabel herum (etwa zwölfmal in jede Richtung). Frauen kreisen zunächst nach rechts, Männer zuerst nach links. Atmen Sie dabei ruhig ein und aus. Zum Schluss kommen die Hände zurück zum *Dan Tian* und bleiben dort für etwa eine Minute liegen, wobei Sie ruhig atmen und sich gedanklich im *Dan Tian* sammeln.

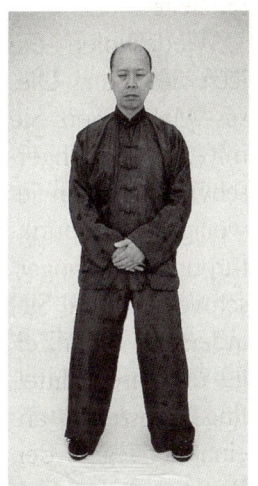
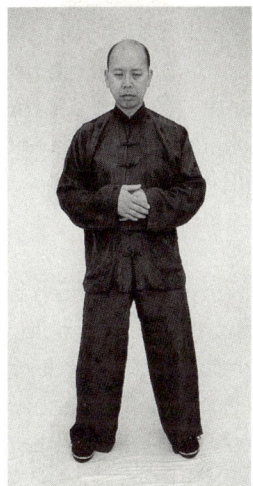

Schlusswort

Qigong als Übungsmöglichkeit kann einen ersten oder weiteren Schritt bilden, selbst einen Beitrag zur Gestaltung unserer eigenen Gesundheit zu leisten. Aber Qigong allein genügt nicht, die Gesundheit zu erhalten. Es ist eine Tatsache, dass verschiedene Faktoren verantwortlich sind für das Gesundwerden und die Gesunderhaltung.

Nach Auffassung der Traditionellen Chinesischen Medizin sind neben Übungen, die Körper und Psyche ganzheitlich trainieren, wie Qigong oder Taijiquan („Schattenboxen"), weitere Aspekte wie Ernährung, Erholung und Ausgleich, unsere Umwelt und innere Einstellung entscheidend für die Gesundheit.

Ernährung: Die vielfältigsten bekannten und weniger bekannten Diäten versprechen Gesundheit oder Heilung. Einige bieten tatsächlich Vorteile für die Gesundheit oder bei der Behandlung einer Krankheit wie Diabetes (Zuckerkrankheit) oder Nahrungsmittelallergien. Einige zeigen jedoch keine feststellbare Wirkung und sind teilweise sogar fragwürdig.

Vor der Entscheidung für eine Diät sollte also zunächst ihre tatsächliche Wirkung erkundet werden. Nicht jede Diät ist für alle gleich geeignet. Im Zweifelsfall sollte der Rat von Fachleuten wie Ernährungsberatern, Ärzten oder Heilpraktikern eingeholt werden.

Denn eine gesunde Ernährung sollte nicht nur den Energie- und Nährstoffbedarf des Körpers decken, sondern auch nicht zu schwierig und aufwändig in der Umsetzung sein sowie Lust und Freude am Essen mit sich bringen.

Nach Auffassung der Traditionellen Chinesischen Medizin sollten bei der Ernährung folgende Punkte beachtet werden:
- Vielfalt und Ausgewogenheit der Nahrungsmittel
- Anpassung an persönliche Bedürfnisse

- Bevorzugung von Nahrungsmitteln aus der unmittelbaren Umgebung bzw. aus der gleichen Klimazone
- maximal 20 Prozent der Nahrungsmittel aus tierischen und der Rest (zirka 80 Prozent) aus pflanzlichen Quellen
- schonende Zubereitung und sparsames Würzen

Erholung und Ausgleich: Körperliche und geistige Tätigkeiten auf der einen und Erholung auf der anderen Seite sollten stets in harmonischem Ausgleich sein. Wer viel körperlich arbeitet, sollte versuchen, für ausreichende und entspannende Erholung zu sorgen. Wer viel geistig, also körperlich passiv arbeitet, sollte entsprechenden Ausgleich durch körperliche Aktivitäten finden.

Dieser Ausgleich ist wichtig für das körperliche und geistige Gleichgewicht, das eine der Grundvoraussetzungen für die Gesundheit ist. Die ausgleichenden Tätigkeiten sollten außerdem Freude bereiten und nicht als lästige Pflichtübung angesehen werden oder gar in Leistungsdruck ausarten. Die chinesischen Klassiker empfehlen in diesem Zusammenhang Musizieren, Brettspiele, Malerei, Kalligrafie und Gärtnerei.

Umwelt: Die Traditionelle Chinesische Medizin weiß schon lange, dass die natürlichen und psychosozialen Umweltbedingungen einen starken Einfluss auf die Gesundheit ausüben.

Einerseits sollen Training und Anpassung an die Umwelt vor einer Gesundheitsstörung oder Krankheit schützen. Aber gleichzeitig soll die Natur möglichst wenig belastet und die sozialen Verhältnisse menschenfreundlich gestaltet werden, sodass sie die Gesundheit nicht unnötig zusätzlich beeinträchtigen. Denn was nützt alles Wissen um gesunde Ernährung, ausgleichende Erholung und gesund erhaltende bzw. gesundheitsfördernde Körperübungen und Maßnahmen, wenn die Umwelt so belastet ist, dass wir keine saubere Luft einatmen können, keine Nahrungsmittel essen und kein Wasser trinken können, die frei von Schadstoffbelastungen sind.

Die alten chinesischen Gelehrten kannten sicherlich das Ausmaß der Umweltbelastungen von heute nicht, aber sie wussten, wie wichtig eine gesunde Umwelt für das Überleben ist. Sie hielten uns an, im Einklang mit der Natur zu leben, statt gegen die Natur. Umweltbewusstsein und kritisches Konsumverhalten sind ein kleiner Beitrag, die Umwelt weniger zu zerstören. Viele Entwicklungen im Bereich Natur- und Umweltschutz in den letzten Jahren haben gezeigt, dass dies möglich ist.

Innere Einstellung: Da nicht wenige Beschwerden und Erkrankungen psychisch bedingt oder verursacht sind, ist es wichtig, für das psychische Gleichgewicht zu sorgen. Mit den Emotionen sollte angemessen umgegangen werden. Nach Auffassung der Traditionellen Chinesischen Medizin ist es vernünftig, die Emotionen nicht ständig zu unterdrücken, sie jedoch auch nicht über Gebühr ausbrechen zu lassen.

Ferner ist es wichtig, eine positive innere Einstellung im Sinne einer lebensbejahenden Philosophie zu gewinnen. So gehen Lebensmut und -freude nicht allzu schnell durch vorübergehende Missstände oder Belastungen verloren. Dabei sollte den Tatsachen ruhig ins Auge geblickt und versucht werden, eigene Möglichkeiten der Problemlösung bzw. einen Modus Vivendi im Umgang mit Problemen zu finden. Auch sollte genügend Mut gefasst werden, gewisse Veränderungen im persönlichen Bereich herbeizuführen, wenn sie für die Gesundheit wichtig sind.

Zum Schluss noch einige Worte über die Geduld. Wenn wir mit Qigong oder anderen Maßnahmen versuchen, die Gesundheit zu erhalten oder wiederherzustellen, dann gibt es oft einen konkreten Grund. Das können aktuelle Beschwerden sein oder allgemeine Unzufriedenheit mit der eigenen Gesundheit, wie häufige Übermüdung oder das Gefühl, nicht richtig fit zu sein.

Der Wunsch, sofort wieder gesund zu werden ist verständlich. Aber häufig ist die momentane Gesundheitssituation Folge einer längeren Entwicklung. Dann ist es nur natürlich, dass eine kurzfristige Anwendung von Qigong oder anderen Maßnahmen keinen sofortigen Erfolg mit sich bringen kann. Auch für die Gesunderhaltung müssen diese Maßnahmen regelmäßig angewendet werden, um zu einer dauernden Wirkung führen zu können.

Bei der Darstellung der Besonderheiten des Qigong und der Übungsanleitung wurde bereits erwähnt, dass Zeit, Geduld und Gelassenheit wichtige Voraussetzungen sind. Dies gilt auch für die Wiederherstellung und Erhaltung der Gesundheit. Daher ist es wichtig, Geduld mit sich selbst zu haben und sich die benötigte Zeit zu nehmen, um wieder gesund zu werden bzw. gesund zu bleiben.

Anhang

Glossar

Dan Tian (oben, Mitte, unten) Energiezentrum des Körpers; wörtlich: Zinnoberfeld
- oberes Dan Tian: entspricht dem Akupunkturpunkt *Yin Tang*, auf der Stirn zwischen den Augenbrauen
- mittleres Dan Tian: entspricht dem Akupunkturpunkt *Tan Zhong* bzw. *Shan Zhong*, auf dem Brustbein in der Mitte zwischen den Brustwarzen auf Höhe des vierten Zwischenrippenraums
- unteres Dan Tian: entspricht dem Akupunkturpunkt *Qi Hai*, drei Fingerbreit unter dem Bauchnabel auf der Mittellinie

Dao Yin alter Name für Qigong, wörtlich: führen und lenken; neben den Bewegungen und Dehnübungen wird im *Dao Yin* auch Selbstmassage praktiziert

Dharma wörtlich: tragen, halten; im Hinduismus und Buddhismus bedeutet es unter anderem Rechtschaffenheit, die Grundlage der menschlichen Moral und Ethik sowie die gesetzliche Ordnung des Universums

Ding (Dreifuß) antikes Kochgefäß mit zwei Handgriffen und drei Beinen

Jia Ji wörtlich: zwischen den Wirbelkörpern, heißt auch *Lu Lu* (Winde, Haspel); eine der drei Schranken des Qi-Kreislaufs, liegt auf der Wirbelsäule auf Höhe der Verbindungslinie zwischen den beiden Ellenbogen, wenn sie an den Rumpf angelegt werden

Jing wörtlich: Kraft; in Qigong und Taijiquan wird *Jing* als innere (innere Spannkraft) Kraft bezeichnet, die durch dosierten Einsatz von Muskeln und Konzentration sowie Imagination entsteht

Jing Luo Leitbahnen, Meridiane, in denen das Qi zirkuliert. Die Akupunkturpunkte liegen auf den Leitbahnen

klassische Punkte Akupunkturpunkte, die auf den Meridianen auf Händen, Unterarmen, Füßen und Unterschenkeln liegen

Meridiane siehe *Jing Luo*

Qi Energie, Lebenskraft, Atem, Dampf
- vorgeburtliches Qi: von den Eltern ererbt, in den Nieren gespeichert
- nachgeburtliches Qi: setzt sich zusammen aus dem Qi, das aus der Nahrung gewonnen wird und dem, das aus der Atemluft stammt

Qian Kun Himmel und Erde, Universum

San Guan drei Schranken (schwer überwindbare Stellen) im kleinen Qi-Kreislauf, der dem Verlauf von Lenker- und Konzeptionsgefäß in der Mitte des Rumpfes entspricht

Sutra wörtlich: Leitfaden; abgekürzte Fassung der Bramanas (praktische Anleitungen im Hinduismus) oder ein Teil des buddhistischen Kanons

Tantra wörtlich: Gewebe, Zusammenhang, Kontinuum; die tantrische Praxis wird als Ritual und sexuelle Praxis verstanden, die danach trachtet, sich der göttlichen Energie und Schöpfungskraft zu nähern

Tu Na Atmung bzw. Atemtechnik; wörtlich aus- und einatmen

Wei Lü wörtlich: Schwanztor; eine der drei Schranken des Qi-Kreislaufs, liegt am Ende des Steißbeins

Yang Sheng wörtlich: Lebenspflege; eine bestimmte Methode der Lebensführung und Gesunderhaltung, dazu gehören körperliche Pflege und Übungen, gesunde Ernährung und geistige Schulung

Yi / Yi Nian Gedanken, Bewusstsein, Intelligenz, geistige Aktivitäten; in Qigong und Taijiquan bedeutet es unter anderem Konzentration, bewusste Führung der Haltung und Bewegung, Vorstellungskraft

Yü Zhen wörtlich: Jadekissen, eine der drei Schranken des Qi-Kreislaufs, liegt auf dem Hinterkopf unter dem Knochenvorsprung

Zhan Zhuang wörtlich: stehende Säule, Stehübungen im Qigong

Angewandte Akupunkturpunkte

Bai Hui (LG 20) auf dem Scheitel, wo sich Kopfmittellinie und die Verbindungslinie beider Ohrspitzen schneiden

Lao Gong (KS 8) auf der Handfläche, zwischen drittem und viertem Handwurzelknochen, dort, wo die Spitze des Ringfingers landet, wenn man eine Faust bildet

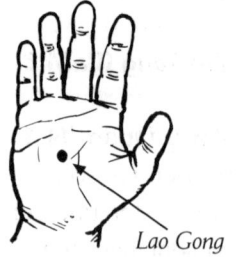

Lao Gong

Ming Men (LG 4) auf dem Rücken unter dem Dornfortsatz des zweiten Lendenwirbels (siehe Zeichnung Shen Shu)

Qi Hai (KG 6) auf der Mittellinie des Bauches, drei Zehntel vom Nabel in Richtung Schambein

Qi Zhong siehe *Shen Que* (KG 8)

Shan Zhong (KG 17) auf dem Brustbein, in der Mitte zwischen den beiden Brustwarzen in Höhe des vierten Zwischenrippenraums

Shen Que (KG 8) im Zentrum des Nabels

Shen Shu (B 23) auf dem Rücken auf Höhe des zweiten Lendenwirbels, zwischen der Mittellinie des Rückens und der Verlängerungslinie der Schulterblattinnenkanten

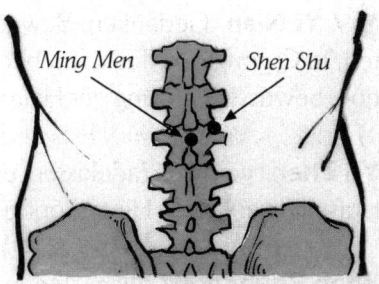

Tian Shu (M 25) auf dem Bauch neben dem Nabel, zwischen Mittellinie und Schlüsselbeinmittellinie

Wai Lao Gong (PaM 109) auf dem Handrücken, zwischen dem dritten und vierten Mittelhandknochen, zirka eine Daumenbreite von dem Knöchel

Yin Tang (PaM 3) auf der Stirn, zwischen den Augenbrauen

Yong Quan (N 1) auf dem vorderen Drittel der Fußsohle, an der Grenze zwischen dem ersten und dem zweiten Drittel der Fußsohlenlänge (ohne die Zehen)

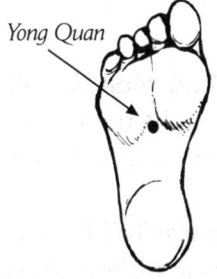

Zhong Wan (KG 12) auf der Mittellinie des Bauches, in der Mitte zwischen Bauchnabel und dem unteren Ende des Brustbeins

Quellen

Chen, Fu Yin: *Verbindung zum Himmel und zur Erde* (Tong Tian Guan Di Gong), persönliche Unterweisung und Arbeitsskript, Peking, 1988

DAO-Sonderheft *Ernährung*, Dao Zeitschriftenverlag KG, Hamburg, 1996

DAO-Sonderheft *Qigong*, Dao Zeitschriften Verlag KG, Hamburg, 1997

Diener, M. S. / Ehrhard, F. K. / Fischer-Schreiber, I. / Friedrich, K.: *Lexikon der östlichen Weisheitslehren*, O.W. Barth Verlag, Bern, 1986

Lie, Foen Tjoeng: *Wissenswertes vom Qigong*, Kolibri Verlag, Hamburg, 1995

Lie, Foen Tjoeng: *Akupressur*, FALKEN Verlag, Niedernhausen, 1996

Lind, Gabi / Lind, Monika: *Taijiquan & Qigong Lexikon*, Kolibri Verlag, Hamburg, 1995

Ma, Ji Ren: *Praktisches Wörterbuch des medizinischen Qigong* (Shi Yong Yu Xue Qi Gong Ci Dian), Verlag für Wissenschaft und Technik, Shanghai, 1989

Wang, Mei Zhi: *Richtlinien des Qigong-Studiums* (Qi Gong Xiu Lian Zhi Nan), Wissen Verlag, Peking, 1992

Xu, Zhen Min u.a.: *Das neue Chinesisch-Deutsche Wörterbuch*, Commerz Verlag, Peking, 1985

Zhang, Cai Ying: *Qigong zur Gesundheitspflege* (Zi Wo Bao Jian Gong), persönliche Unterweisung, Guangzhou, 1988